ヴィジュアルでみる
ステロイド外用薬の使い方ガイド

副作用の正確な知識から役に立つ裏ワザまで

編集　江藤隆史（東京逓信病院皮膚科 部長）
　　　大槻マミ太郎（自治医科大学皮膚科 教授）

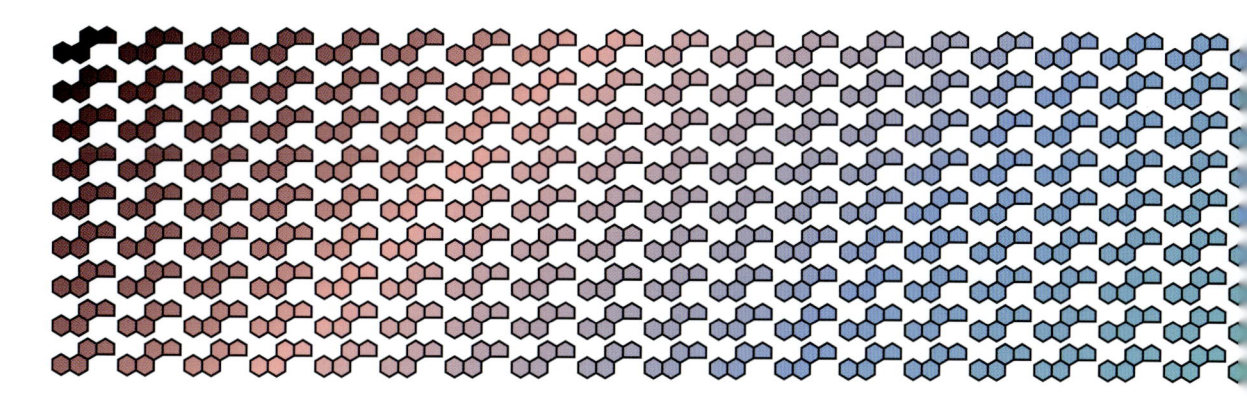

秀潤社

序　文

　1950年代前半にステロイド外用薬は誕生しています．1953年生まれの私と同世代で，もう還暦を迎えた，とても古い治療薬といえます．登場以降，ステロイド外用薬は半世紀以上に渡って，皮膚科治療薬の主流として多くの疾患にすばらしい治療効果を発揮してきています．近年においては，乾癬ではビタミンD3外用薬が，アトピー性皮膚炎ではタクロリムス軟膏が登場して，外用療法の進化が進みつつあります．しかし，今でもステロイド外用薬は，きわめて有用であり，いかに上手に使いこなすかが，私たち皮膚科医の専門性の活かしどころともいえるでしょう．

　高齢者の慢性湿疹などでは，長期ステロイド外用薬使用による皮膚萎縮や紫斑・毛細血管拡張などが大きな問題となっていますが，それ以上に問題なのは，アトピー性皮膚炎患者さんにおいて，1980年代からヒートアップしてきたステロイド忌避の流行でした．1992年には，あまりにもひどいKキャスターによるステロイドバッシングのTV報道もオンエアされ，脱ステロイドブームはピークに達しました．1999年，タクロリムス軟膏が登場し，同時期，日本皮膚科学会がアトピー性皮膚炎のガイドラインを発表して，今，徐々に普通の治療（ガイドラインの推奨する標準治療）が普及しつつあります．

　ガイドラインが薦めるFTU（finger tip unit）と呼ばれる外用量の遵守が必須といえますが，実臨床では，今なお外用が不足しているための悪化症例が後を絶ちません．思い切ったステロイド外用薬主体の治療の推進が必須といえるでしょう．そのためには，ステロイド外用薬の利点・弱点を理解し，大胆に使いこなさなければいけません．

　「しっかり理解し，上手にステロイド外用薬を使っていくために」というメッセージをこめて，2009年2-3月号のVisual Dermatology誌に，私の敬愛する自治医科大学の大槻教授と「ステロイド外用薬の光と影」という特集号を編集しました．あれから6年が経過し，皮膚科治療学にも生物学的製剤の旋風が訪れ，定着してきています．その一方で，海外の論文では，strongestクラスのステロイド外用薬であるクロベタゾールの使用頻度が，年々増加し，乾癬治療において，すべての治療薬の中で1位を占めるようになったと報告されています．使い慣れてきたステロイド外用薬を見直し，その使い方をブラッシュアップしてゆかねばなりません．今回は，すでに絶版になった6年前の特集号を元に，大槻教授と2人で「ステロイド外用薬の使い方」という単行本を企画しました．皆様の皮膚科診療に少しでもお役に立てばと願っております．

平成二十七年五月
江藤　隆史

編集者・著者一覧

編集者
江藤　隆史	東京逓信病院　皮膚科
大槻　マミ太郎	自治医科大学　皮膚科

著者・執筆順
大谷　道輝	東京逓信病院　薬剤部
馬渕　智生	東海大学医学部専門診療学系　皮膚科
小澤　明	東海大学医学部専門診療学系　皮膚科
田宮　紫穂	東海大学医学部付属大磯病院　皮膚科
東條　雅宏	とうじょう小児科
櫻井　英一	岩手医科大学　皮膚科
吉田　亜希	虎の門病院　皮膚科
前田　文彦	岩手医科大学　皮膚科
赤坂　俊英	岩手医科大学　皮膚科
西村　みずき	東京逓信病院　皮膚科
岸　晶子	虎の門病院　皮膚科
大原　國章	虎の門病院
内田　研一	東京共済病院　眼科
稲葉　弥寿子	大同病院　皮膚科
松永　佳世子	藤田保健衛生大学医学部　皮膚科
伊佐見　真実子	大同病院　皮膚科
後藤　浩	東京医科大学　眼科
生駒　憲広	東海大学医学部専門診療学系　皮膚科
上出　良一	ひふのクリニック人形町
谷岡　未樹	谷岡皮フ科クリニック
水川　良子	杏林大学医学部　皮膚科
村田　哲	自治医科大学　皮膚科
天野　博雄	群馬大学医学部　皮膚科
永井　弥生	群馬大学医学部附属病院　医療安全管理部
石川　治	群馬大学医学部　皮膚科
安部　正敏	札幌皮膚科クリニック
小林　仁	小林皮膚科クリニック
倉石　夏紀	館林厚生総合病院
長谷川　道子	伊勢崎市民病院
平嶋　海帆	自治医科大学　皮膚科
細田　里美	いばらき診療所
清原　祥夫	静岡県立がんセンター　皮膚科
宇佐美　奈央	自由が丘メディカルプラザ　皮膚科
日野　治子	関東中央病院　皮膚科
藤城　幹山	東京医科大学　皮膚科, 戸田中央総合病院　皮膚科
山﨑　正視	東京医科大学　皮膚科, 上尾中央総合病院　皮膚科
三橋　善比古	東京医科大学　皮膚科
種瀬　朋美	中野総合病院　皮膚科
入澤　亮吉	東京医科大学病院　皮膚科
坪井　良治	東京医科大学病院　皮膚科
齋藤　真理子	木沢記念病院　皮膚科
市來　善郎	いちき皮膚科
北島　康雄	木沢記念病院　皮膚科
国本　佳代	和歌山県立医科大学　皮膚科
上出　康二	上出皮フ科クリニック
五十嵐　敦之	NTT東日本関東病院　皮膚科
東　禹彦	東皮フ科医院
宮本　乃ぞみ	東京逓信病院　皮膚・排泄ケア認定看護師
上田　真由美	京都府立医科大学　眼科
外園　千恵	京都府立医科大学　眼科

CONTENTS

序文 2
　江藤隆史

▶1章◀　ステロイド外用薬の特性

　1. なぜステロイド外用薬はランク分けされているのか？ 10
　　　大谷道輝
　2. ステロイド外用薬の特性 12
　　　大谷道輝
　3. ステロイド外用薬のジェネリック医薬品の特性・注意点 17
　　　大谷道輝

▶2章◀　ステロイド外用薬の副作用と，その誤解

1. 正確に覚えよう，ステロイド外用薬の副作用

A. 細胞増殖・線維増生作用によるもの
　　ステロイド外用薬の副作用 22
　　　江藤隆史
　　1. 皮膚萎縮 24
　　　江藤隆史
　　2. 皮膚線条 27
　　　馬渕智生，小澤　明
　　3. 潮紅 29
　　　馬渕智生，小澤　明
　　4. 毛細血管拡張 31
　　　田宮紫穂，小澤　明

B. ホルモン作用によるもの
　　5. 多毛 33
　　　馬渕智生，小澤　明，東條雅宏
　　6. ステロイド局注による脂肪萎縮症 36
　　　櫻井英一，吉田亜希，前田文彦，赤坂俊英

C. その他の作用によるもの
　　7. 酒皶様皮膚炎 39
　　　江藤隆史
　　8. デモデックス 41
　　　西村みずき，江藤隆史
　　9. 口囲皮膚炎 45
　　　岸　晶子，大原國章

目 次

   10. ステロイド緑内障……………………………………………… 48
      内田研一

   11. 吉草酸酢酸プレドニゾロン軟膏による接触皮膚炎………… 51
      稲葉弥寿子，松永佳世子

   12. フラジオマイシン硫酸塩・メチルプレドニゾロン眼軟膏による
      接触皮膚炎…………………………………………………… 54
      稲葉弥寿子，伊佐見真実子，松永佳世子

   13. その他の副作用（紫斑，痤瘡など）………………………… 57
      江藤隆史

2. 誤解してはならない，ステロイド外用薬の副作用「ではない」もの

   ステロイド外用薬の副作用ではないもの ………………………… 60
      江藤隆史

   1. 色素沈着 ……………………………………………………… 61
      江藤隆史

   2. 白内障 ………………………………………………………… 63
      後藤　浩

   3. 満月様顔貌 …………………………………………………… 66
      江藤隆史

   4. 膿痂疹 ………………………………………………………… 68
      江藤隆史

   5. カポジ水痘様発疹症 ………………………………………… 70
      生駒憲広

   コメント：気をつけるべきステロイド外用薬の副作用
   ー顔面・頸部への対応〈ガイドラインより〉ー ……………… 72
      江藤隆史

3. 気をつけよう，ステロイド外用による皮疹の修飾

   ステロイド外用薬のピットフォールをわきまえた処方の心得 ………… 74
      大槻マミ太郎

   1. 異型白癬 ……………………………………………………… 76
      上出良一

   2. スポロトリコーシス ………………………………………… 79
      谷岡未樹

   3. 疥癬 …………………………………………………………… 82
      水川良子

   コメント：「疑うものは救われる」忘れてはならないステロイド外用薬と
   疥癬の関係……………………………………………………… 84
      大槻マミ太郎

CONTENTS

▶3章◀ これぞプロ！の使いこなし術

1. ステロイド外用薬使いこなしの極意

3章総論：ステロイド外用薬の効力と
剤型のメリットを最大限に引き出すために ……………………… 88
　　大槻マミ太郎

2. 恐れずに使おう，strongest！

1. 顔の接触皮膚炎 ………………………………………………… 96
　　江藤隆史
2. 小児アトピー性皮膚炎 ………………………………………… 99
　　村田　哲，大槻マミ太郎
3. Vidal苔癬 ……………………………………………………… 102
　　天野博雄，永井弥生，石川　治
4. 円板状エリテマトーデス …………………………………… 104
　　安部正敏，石川　治
5. 爪扁平苔癬 ……………………………………………………… 107
　　小林　仁
6. 苔癬型薬疹 ……………………………………………………… 110
　　倉石夏紀，長谷川道子，永井弥生，石川　治
7. 扁平苔癬 ………………………………………………………… 113
　　平嶋海帆，村田　哲，大槻マミ太郎
8. 硬化性萎縮性苔癬 ……………………………………………… 116
　　細田里美，村田　哲，大槻マミ太郎
9. 掌蹠膿疱症 ……………………………………………………… 118
　　谷岡未樹
10. 分子標的薬による皮膚障害 ………………………………… 121
　　清原祥夫
11. 壊疽性膿皮症（1） …………………………………………… 124
　　宇佐美奈央，日野治子
12. 壊疽性膿皮症（2） …………………………………………… 127
　　藤城幹山，山﨑正視，三橋善比古，種瀬朋美
13. 水疱性類天疱瘡
    （外用の上乗せで病勢のコントロールを得た例） ……… 130
　　谷岡未樹
14. 汎発性円形脱毛症（ODTの有効例） ……………………… 132
　　入澤亮吉，坪井良治

目 次

3. 困ったときの strongest の裏ワザ的な使い方！
1. 血管拡張性肉芽腫 …………………………………………………… 135
   齋藤真理子，市來善郎，北島康雄
2. 陥入爪の肉芽（人工爪との併用で完治した例）……………… 138
   国本佳代，上出康二
3. 潰瘍治療中の過剰肉芽 …………………………………………… 141
   五十嵐敦之

4. 剤型選びの工夫とコツ
1. 爪病変には軟膏？ ローション？ ……………………………… 143
   東　禹彦
2. 日光皮膚炎には軟膏・クリーム？ スプレー・ローション？ …… 146
   日野治子
3. ストーマ周囲には軟膏？ ローション？ ……………………… 148
   宮本乃ぞみ，江藤隆史
4. 口腔粘膜病変には軟膏？ 貼付剤？ その他には？…………… 151
   日野治子
5. Stevens-Johnson 症候群の眼症状には点眼液？ 眼軟膏？ …… 153
   上田真由美，外園千恵

おわりに…………………………………………………………………… 156
　大槻マミ太郎

索引　　…………………………………………………………………… 158

本書は，Visual Dermatology 2009 年 2 月号特集「ステロイド外用薬の光と影①副作用とその誤解」2009 年 3 月号特集「ステロイド外用薬の光と影②効力とその活用」を再編集し，単行本用に加筆したものです．

本書に記載されている内容は，出版時の最新情報に基づくとともに，臨床例をもとに正確かつ普遍化すべく，著者，編者，監修者，編集委員ならびに出版社それぞれが最善の努力をしております．しかし，本書の記載内容によりトラブルや損害，不測の事故等が生じた場合，著者，編者，監修者，編集委員ならびに出版社は，その責を負いかねます．
また，本書に記載されている医薬品や機器等の使用にあたっては，常に最新の各々の添付文書や取り扱い説明書を参照のうえ，適応や使用方法等をご確認ください．

株式会社 学研メディカル秀潤社

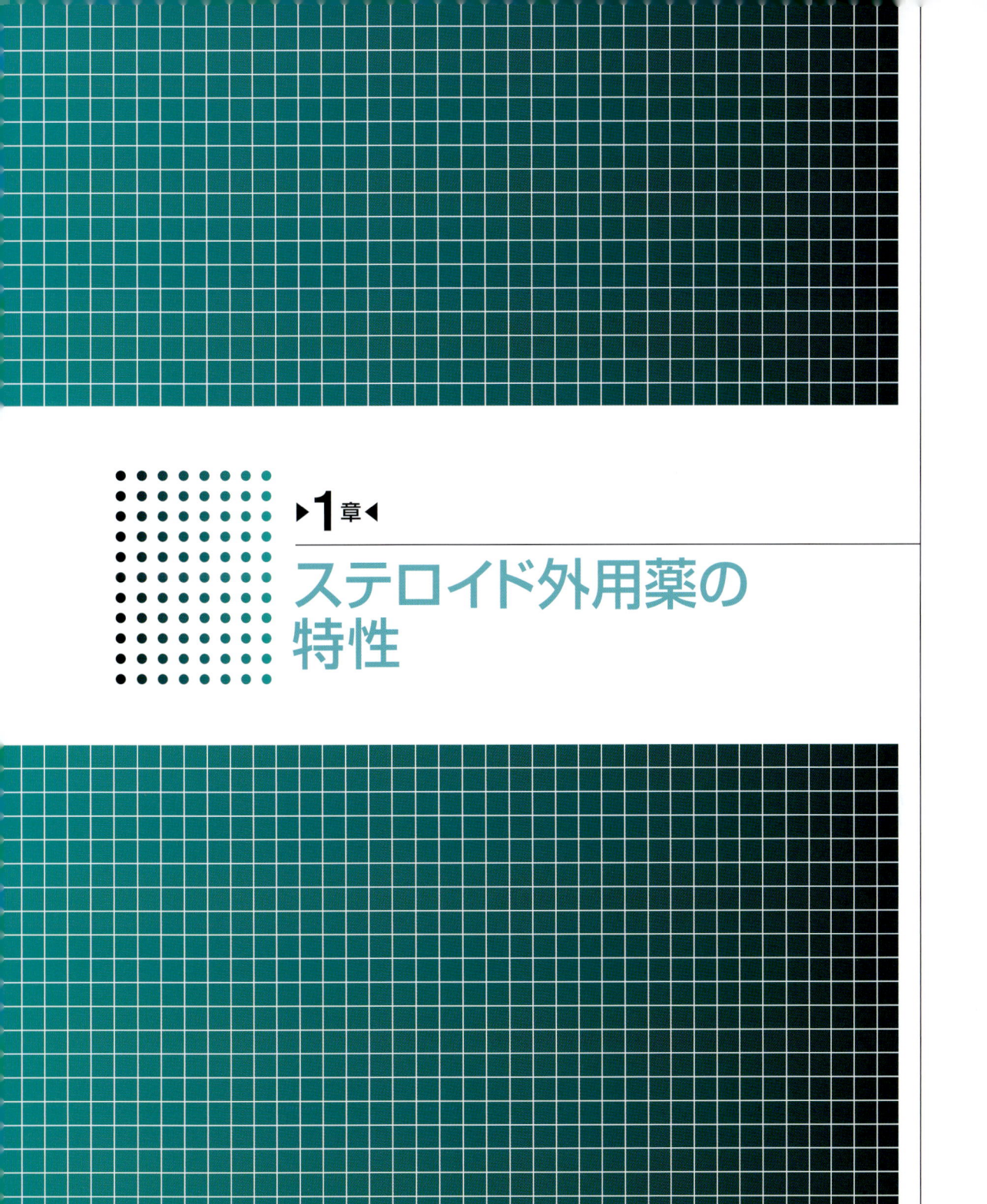

▶1章◀
ステロイド外用薬の特性

1章 ステロイド外用薬の特性

1 なぜステロイド外用薬はランク分けされているのか？

▶ ステロイド外用薬開発の歴史

ステロイド外用薬は1952年にGoldmannら[1]やSalzbergerら[2]が酢酸コルチゾンの優れた抗炎症効果を報告してから50年以上の歴史を有している.

当初ステロイドは価格が高かったことや経皮吸収性が悪かったことから，薬理活性を高めることを目的として，エステル化，アセトニド化，脱水酸基化，メチル基や水酸基およびハロゲンの導入など化学構造の改変により作用を増強させたものが次々と開発された.

そして，1969年に開発されたもっとも作用の強いプロピオン酸クロベタゾールが本邦では1979年にデルモベート®として発売されたことにより，現在の5段階のランクの強さに分類されたステロイド外用薬が揃った.

とくに，1977年にベタメタゾン吉草酸エステル製剤がステロイド外用薬の対象薬として厚生省に指定されたことから，それ以降に承認されたステロイド外用薬は臨床効果が強いものが多い.

▶ アンテドラッグ—より副作用の少ない外用薬をめざして

この間に長期使用や密封療法などのステロイド外用薬の誤った使用により，局所および全身性の副作用が出現し，大きな問題となった．そのため，1980年代には作用と副作用の乖離を目的とし，適応された局所においてのみ薬理活性を示し，適応部位から血液中に入ると代謝されて不活性化される「アンテドラッグ」という概念が提唱された.

アンテドラッグは，日本では酪酸プロピオン酸ヒドロコルチゾン（パンデル®）が最初に発売され，吉草酸酢酸プレドニゾロン（リドメックス®）やジフルプレドナート（マイザー®）などが続いて開発された．これらのステロイドは体内のエステラーゼでエステルが加水分解されることにより，作用が減弱し，全身性副作用が軽減すると考えられている.

例えば，ジフルプレドナートの血管収縮作用は未変化体に対し，真皮内および血中の代謝産物はそれぞれ1/4および1/30に減弱している.

この例のようにステロイド外用薬での副作用の軽減が検討されたところ，表[1]に示すように臨床効果と局所および全身的副作用に乖離が認められた．しかし，コルチコステロイド自身が主にレセプターを介して作用を発現する薬理学的性質をもつため，理想的な作用と副作用の完全な乖離を示すステロイド外用薬の開発は実現されていない.

ステロイド外用薬の開発は1993年に酪酸プロピオン酸ベタメタゾン（アンテベート®）の軟膏とクリームが発売され，最後となっている．なお，アンテベートはその名称から誤解を受けやすいが「アンテドラッグ」ではない.

▶ ステロイド外用薬のランクの誕生

ステロイド外用薬の作用のランクについては1970年代〜80年代を中心に血管収縮試験や二重盲検比較試験などにより検討されて

いる．これらの検討は本邦では開発時に吉草酸ベタメタゾンとの臨床比較試験しか行われてこなかったことから，個々に若干異なるランクの評価結果となった．

1970年代はランクは現在のように分類されておらず，ヒドロコルチゾンの血管収縮活性を基準値1として各ステロイド外用薬のランクづけが行われていた．

その後，1980年代に入り，現在のようなstrongest，very strong，strong，medium，weakの5つの分類が行われ[2]，次いで軟膏およびクリームの基剤によるランクを考慮したⅠ～Ⅴ群〔strongest（Ⅰ群），very strong（Ⅱ群），strong（Ⅲ群），mild（or medium）（Ⅳ群），weak（Ⅴ群）〕の臨床効果のランクが作成された[3]．

現在ステロイド外用薬のランクは厚生科学研究班「アトピー性皮膚炎治療ガイドライン1999」に掲載され統一されたが，翌年の日本皮膚科学会「アトピー性皮膚炎治療ガイドライン2000」ではハルシノニド（アドコルチン®），プロピオン酸デキサメタゾン（メサデルム®）がベリーストロングからストロングへ，吉草酸酢酸プレドニゾロン（リドメックス）がストロングからミディアムへ変更になった．これを受けて厚生科学研究班「アトピー性皮膚炎治療ガイドライン2001」でもこのランクが採用され，それ以降の両ガイドラインではストロンゲスト，ベリーストロング，ストロング，ミディアム，ウィークの5つのカタカナ表示のランクに分類され統一されている．

おわりに

このようにステロイド外用薬の臨床効果のランクはストロンゲストやベリーストロングのように患者からは使用を控えたくなるような名をつけられ，しかも劇薬指定となってい

表　ステロイド外用薬の効果と副作用の乖離

順位	薬剤名（軟膏）	
	全身性影響	局所性影響
1	デルモベート	デルモベート
2	リンデロンDP	トプシム
3	トプシム	ジフラール
4	フルメタ	リンデロンDP
5	ジフラール	アンテベート
6	アンテベート	マイザー
7	マイザー	パンデル
8	ネリゾナ	フルメタ
9	メサデルム	メサデルム
10	アドコルチン	ビスダーム
11	リンデロンV	ボアラ
12	ビスダーム	エクラー
13	エクラー	アドコルチン
14	ボアラ	フルコート
15	フルコート	リンデロンV
16	ケナコルトA	プロパデルム
17	リドメックス	ケナコルトA
18	パンデル	ロコイド
19	プロパデルム	アルメタ
20	ロコイド	ネリゾナ
21	キンダベート	リドメックス
22	アルメタ	キンダベート

strongest：青，very strong：ピンク，strong：緑，mild：黒．

（文献1より引用，一部改変）

るが，実はストロンゲストに分類されるデルモベート軟膏を10g/日単純塗布した場合でも，血清コルチゾール値を指標とするとベタメタゾン錠（0.5 mg）を1錠内服したのと同じ副腎皮質抑制作用であり，40gでも2錠内服以下にしか相当しないことからも，内服薬に比べ副作用が少ないことが示されている[4]．

■文献
1) 原田昭太郎：日獨医報 38: 44, 1993
2) 武田克之：皮膚臨床 26（特）: 631, 1984
3) 阿曽三樹，島雄周平：日本医事新報 3255: 8, 1986
4) 島雄周平：西日皮膚 40: 5, 1978

（大谷道輝）

2 ステロイド外用薬の特性

ステロイド外用薬の基剤と吸収および効果の関係

ステロイド外用薬の基剤が吸収あるいは効果に影響を与えることは，1960年代から70年代にかけて放射性物質を用いた研究で数多く検討されている．その後このような試験が困難となり，動物実験やヒトの血管収縮試験が一般的になった．Barrett ら[1]は健常人のステロイドによる血管収縮試験で乳剤性基剤のクリームが白色ワセリンに比べて効果が高いことを報告している（**表1**）．

市販されているステロイド外用薬は，油脂性基剤でも医薬品添加物が配合されている場合が多く，白色ワセリンに5%プロピレングリコールを添加しただけで，ステロイドの血管収縮効果がクリームよりも高まることがある．そのため，臨床では基剤から吸収や効果を推定することは困難であり，ジェネリック医薬品などに切り替える場合には医薬品添加物にも注意が必要である．

例えば，リドメックス®（吉草酸酢酸プレ

表1　基剤別フルオシノロンアセトニドの平均血管収縮度（n=10）

基　剤	平均血管収縮度
白色ワセリン	1.0
白色ワセリン＋5%プロピレングリコール	1.6
水性クリーム	1.5
油性クリーム	1.3
マクロゴール1500	0.1

蒼白度：0＝なし，1＝やや，2＝明らかに，3＝顕著
各基剤のフルオシノロンアセトニド塗布後の血管収縮による蒼白度を0～3でスコアをつけて平均した．

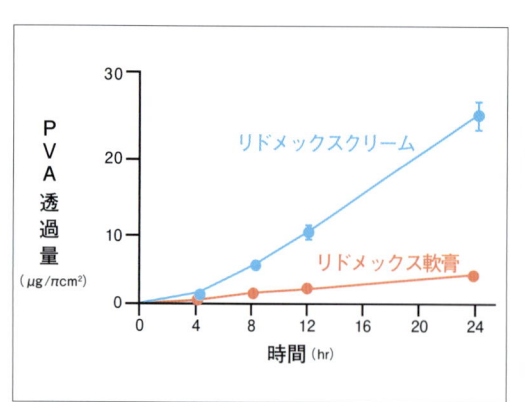

図1　リドメックスの軟膏とクリームの累積皮膚透過量
PVA：Prednisolone valerate-acetate.

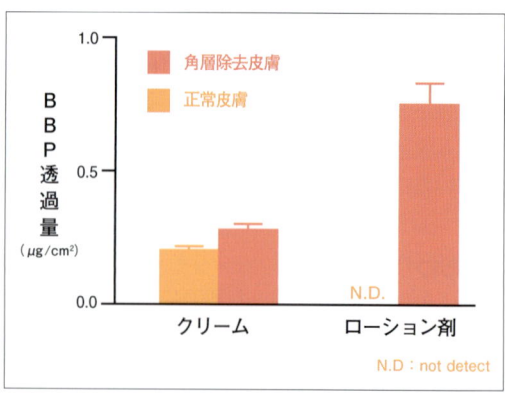

図2　アンテベート製剤の剤形別の皮膚透過量
BBP：Betamethasone butyrate propionate.

表2 ステロイド外用薬の臨床効果の評価[3]

Ⅰ群 (strongest)	a	0.05% clobetasol 17-propionate（Dermovate）
	a	0.05% diflorasone diacetate（Diflal, Diacort）
Ⅱ群 (very strong)	d	0.05% fluocinonide（Topsym）
	a	0.064% betamethasone 17, 21-dipropionate（Rinderon DP）
	a	0.05% difluprednate（Myser）
	b	0.1% amcinonide（Visderm）
	b	0.1% diflucortolone 21-valerate（Nerisona, Texmeten）
	b	0.1% hydrocortisone 17-butyrate 21-propionate（Pandel）
Ⅲ群 (strong)	c	0.12% dexamethasone 17-valerate（Voalla, Zalucs）
	a	0.1% halcinonide（Adcortin）
	d	0.12% betamethasone 17-valerate（Rinderon V, Betnevate）
	d	0.025% beclomethasone 17, 21-dipropionate（Propaderm）
	d	0.025% fluocinolone acetonide（Flucort）
Ⅳ群 (mild)	b	0.3% prednisolone 17-valerate 21-acetate（Lidomex）
	b	0.1% triamcinolone acetonide（Ledercort, Kenacort A）
	d	0.02% flumethasone pivalate（Locorten）
	d	0.05% clobethasone 17-butyrate（Kindavate）
	d	0.1% hydrocortisone 17-butyrate（Locoid）
	d	0.1% dexamethasone（Dacaderm, Orgadrone）
Ⅴ群 (weak)	d	0.5% methylprednisolone（Medrol）
	d	0.25%, 0.5% prednisolone（Prednisolone）
	d	1% hydrocortisone acetate（Cortes）

註：aは軟膏とクリームが同ランクであるもの．
　　bは軟膏がクリームより1ランク上であるもの．
　　cは軟膏がクリームより1ランク下であるもの．
　　dは軟膏とクリームの差が不明のもの．

ドニゾロン）ではラットでの皮膚透過量はクリームが軟膏に比べて8倍も多い（**図1**）[2]．

一方で，阿曽ら[3]はリドメックスの軟膏がクリームに比べて臨床効果が高いことを報告しており（**表2**），透過試験や血管収縮試験と臨床試験成績に乖離が認められる場合がある．

また，アンテベート®（酪酸プロピオン酸ベタメタゾン）のクリームおよびローションでは，ヘアレスラットの皮膚を用いた透過実験で，正常皮膚ではクリームの透過量が多いのに対し，角層除去皮膚ではローションの透過量がクリームよりも高くなる（**図2**）[4]．

この原因は不明であるが，抗真菌薬のルリコン®（ルリコナゾール）も損傷皮膚では液剤がクリームより透過性が高く，添付文書には液剤のみ「亀裂，びらん面には注意して使用すること」と記載されていることからも，ローション剤の透過性には十分気をつけるべきであるといえる．したがって，ステロイドのローション剤も症状が悪化した場合には使用に注意すべき剤形である．

これらのことから，ステロイド外用薬の基剤や剤形を変える場合，あるいはジェネリック医薬品に変える場合には，十分な経過観察が不可欠である．

表3　ヒトにおけるヒドロコルチゾンの吸収比

処　理	吸収比
正常皮膚	1
角質除去皮膚	4
密封療法	10
角質除去皮膚＋密封療法	20

表4　ボルタレンゲルの単純塗布あるいは密封療法での連用時の体内動態

塗布法	期間	C_{max} (ng/ml)	AUC (ng・hr/ml)
単純塗布	初回	2.7 ± 1.3	25.1 ± 6.5
	7日後	3.3 ± 1.9	33.7 ± 5.3
密封療法	初回	136 ± 74	821 ± 377
	6日後	510 ± 220	2348 ± 874

ステロイド外用薬の塗り方と吸収の関係

① ODTの効果

ステロイド外用薬の吸収は一般に「単純塗布＜単純塗擦＜重層療法＜密封療法」の順で高まる．McKenzieら[5]はサランラップ®によるODT（密封療法）でデキサメタゾン，トリアムシノロンアセトニドおよびフルオシノロンアセトニドの血管収縮効果および吸収が100倍増加したことを報告している．Westerら[6]もヒドロコルチゾンの吸収が単純塗布に比べてODTで10倍，角質除去皮膚＋ODTでは20倍に増加したことを報告している**(表3)**．

これらODTによる吸収の増加は連用により，さらに高まる．非ステロイド系消炎鎮痛薬のボルタレン®ゲル（ジクロフェナク）はODTで使用した場合，単純塗布よりも単回投与後の吸収が高まるが，連用ではさらに最高血中濃度やAUCが2〜3倍高まる**(表4)**．

以上より，強いステロイド外用薬を広範囲にODTを連用する場合は，下垂体副腎機能検査が不可欠である．

② 重層療法と吸収

重層療法では吸収に関する報告はほとんどないが，角層中水分量の増加により吸収が高まることがわかっている．ヒトの角層中水分量は5〜15％程度であるが，ODTでは50％以上に増加する．

重層療法では基剤により不感蒸泄に対する影響が異なり[7]，一般的には粘稠度の高い亜鉛華単軟膏などの古典的な軟膏が用いられる．著者がワセリンをヒトに1日1回1週間塗布し，角層中水分量と経表皮水分蒸散量（TEWL）を調べたところ，角層中水分量は5日目でほぼ定常状態となり，3倍程度増加した**(図3)**．これらのことからステロイドの重層療法は，リント布に塗布する軟膏基剤により異なるが，単純塗布の数倍程度吸収を高める可能性がある．

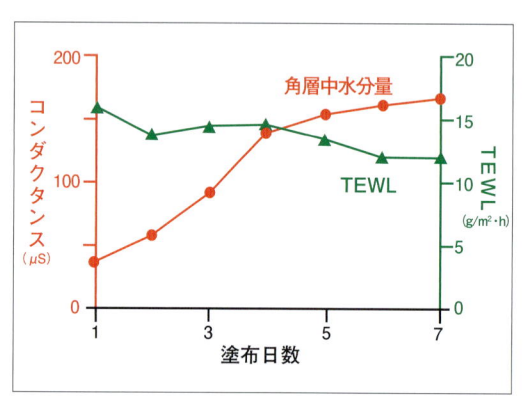

図3　ワセリン連用時による角層中水分量およびTEWLへの影響

皮膚外用剤の混合の問題

皮膚外用剤の透過性に影響を与える因子は非常に多く，混合するとこれらの因子が複雑に関与して透過性が変化する．

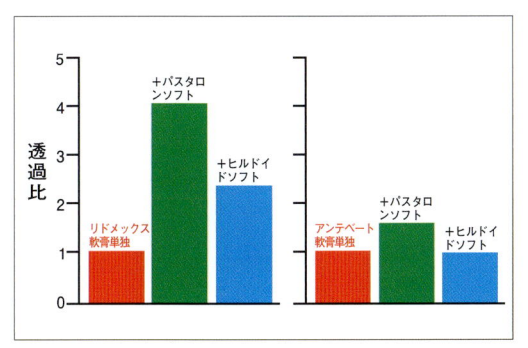

図4 ステロイド外用薬と保湿剤の1：1混合後の透過性の変化
リドメックスは乳剤性の保湿剤混合で透過性が2〜4倍に高まるが（左），アンテベートでは1〜1.5倍程度（右）．

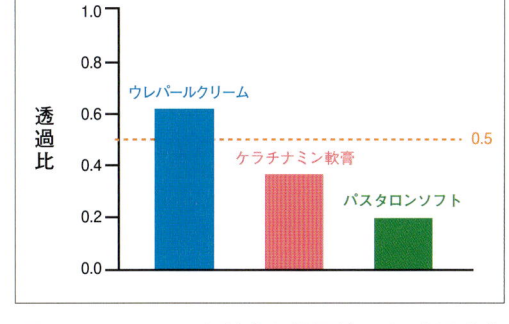

図5 アンテベート軟膏と保湿剤の1：1混合後の尿素の透過性の変化
ケラチナミン軟膏，パスタロンソフトでは尿素が本来の透過比である0.5を下回っている．

① 油脂性基剤と乳剤性基剤の混合

皮膚外用剤では先に示したように乳剤性基剤のほうが油脂性基剤よりも透過性に優れている．そのため，油脂性基剤のステロイド軟膏と乳剤性基剤の保湿剤を混合すると，ステロイド軟膏の皮膚透過性が高まる（**図4**）[2]．

逆に保湿剤中の主薬である尿素は，ケラチナミン軟膏やパスタロン®ソフトのように，皮膚透過比が稀釈倍率以上に低下する場合がある（**図5**）．

このようにステロイド外用薬と保湿剤との混合では，単独で使用していた場合と比べ，ステロイド外用薬の効果は増強し，保湿剤は減弱することが予想される．

② 水中油型（O/W）と油中水型（W/O）

乳剤性基剤は広く使用されている水中油型（O/W）とパスタロンソフトあるいはヒルドイド®ソフトに代表される油中水型（W/O）に分類されるが，それぞれの型のステロイド外用薬に尿素を添加した場合のステロイドの皮膚透過性は油中水型（W/O）のほうが高い（**図6**）[8]．

そのため，ステロイド外用薬との混合使用では同じ主薬でも，乳化の型によっても効果が異なる可能性がある．

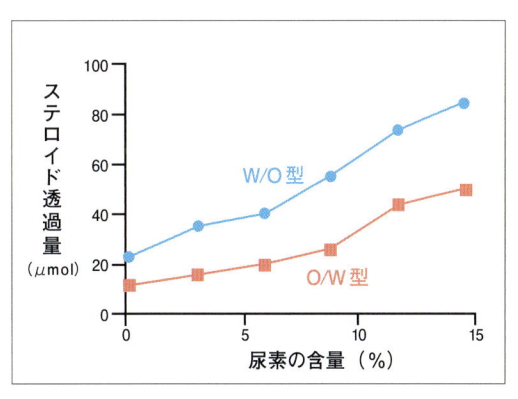

図6 油中水型（W/O）および水中油型（O/W）のステロイド外用薬からのステロイドの透過量と尿素の含量の関係

③ 混合使用と重層療法

ステロイド外用薬を混合使用しない場合，他の外用薬との併用ではステロイド外用薬を先に塗布する指示が50％を占めている[9]．

この重層療法による塗布順序および混合使用に関して，著者がヘアレスラットにステロイド軟膏と保湿剤を1週間，混合して塗布した場合と重ね塗りした後の局所および全身性の副作用を検討した結果，皮膚の萎縮および臓器重量の減少にはいずれも差がないことがわかった（**図7**）[10]．このことから，2種

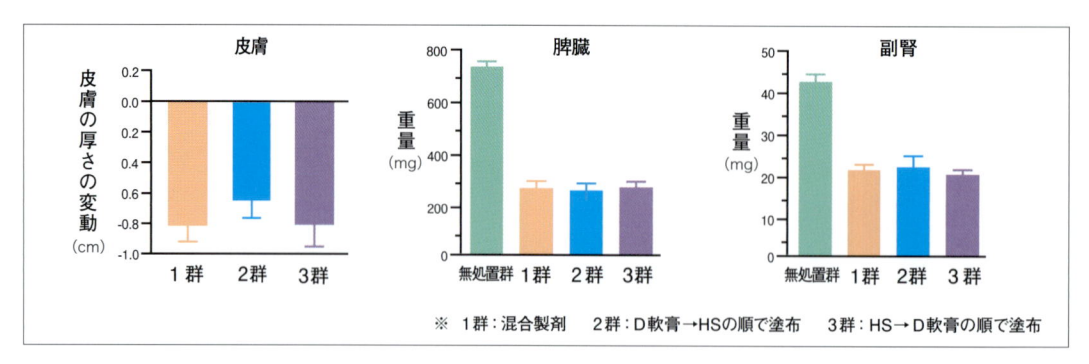

図7 デルモベート軟膏とヒルドイドソフトを使用した場合の皮膚の厚さおよび臓器重量の変動（mean ± S.D., n = 5）

類の皮膚外用剤を重ね塗りした場合，皮膚の上で混合され，混合して塗布した場合と同じ結果となることが考えられる．ただし，混合使用では保存および使用期間における含量低下，あるいは乳化の破壊が問題となることが忘れてはならない．

ジェネリック医薬品の問題

ジェネリック医薬品の問題については，項を改めて述べる（→ p.17，次項）．

まとめ

ステロイド外用薬は1960年代から80年代にかけて吸収，血管収縮効果および臨床成績など多くの検討が行われており，基剤や塗布方法による吸収や効果への影響など詳細に解明されている．しかし，近年多くのジェネリック医薬品が販売され，先発医薬品もワセリンをはじめ添加物が変更になるなど，従来のデータでは対応できない場合が増えている．今後，これら最新のステロイド外用薬について動物実験や臨床試験を行い，臨床効果および副作用などの評価が必要である．

■文献
1) Barrett CW et al: Br J Dermatol 77: 576, 1965
2) 大谷道輝ほか：病院薬学 23: 11, 1997
3) 阿曽三樹, 島雄周平：日本医事新報 3255: 8, 1986
4) 大谷道輝ほか：日皮会誌 120: 37-43, 2010
5) McKenzie AW, Stoughton RB: Arch Dermatol 86: 608, 1962
6) Wester RC, Maibach HI: Current Problems in Dermatology (Kortnig HC, Maibach HI eds.), Karger, Basel, p.45, 1993
7) 岡本暉公彦, 近藤照雄：薬剤学 29: 207, 1970
8) Wohlrab W: J Appl Cosmetol 9: 1, 1991
9) 江藤隆史：臨皮 55: 96, 2001
10) 大谷道輝ほか：日皮会誌 123: 3117-3122, 2013

（大谷道輝）

3 ステロイド外用薬の ジェネリック医薬品の特性・注意点

はじめに

医薬品費用の抑制を目的として後発医薬品の利用が促進されている．1997年には以前に市販されたジェネリック医薬品の錠剤の再評価が行われたが，外用剤や注射剤は除外された．2003年に皮膚外用剤の『局所皮膚適用製剤の後発品の生物学的同等性試験ガイドライン』が出され，ジェネリック医薬品の生物学的同等性が向上された．しかし，このガイドラインでは錠剤と異なり，2003年以前に承認された外用剤のジェネリック医薬品の再評価は求められていない．ステロイド外用剤のような臨床で使用されている多くのジェネリック医薬品の外用剤の選択には注意が必要である．

ジェネリック医薬品の問題

① 海外におけるステロイド外用薬のジェネリック医薬品の評価

ステロイド外用薬の先発医薬品とジェネリック医薬品との比較試験については，海外で血管収縮試験や放出試験などを用いた報告がある．トリアムシノロンアセトニドと吉草酸ベタメタゾン[1]は血管収縮試験の結果，先発医薬品がジェネリック医薬品に対し有意に優れていた．また，図1に示すように，プロピオン酸クロベタゾールクリームのマウスの皮膚を用いた試験では含量は同等であるものの，ジェネリック医薬品は2製品しか先発医薬品と同等性が認められない[2]．

② ステロイドの基剤中の濃度

皮膚外用剤の経皮吸収は基剤中に溶けている主薬濃度の濃度勾配により，受動的に拡散

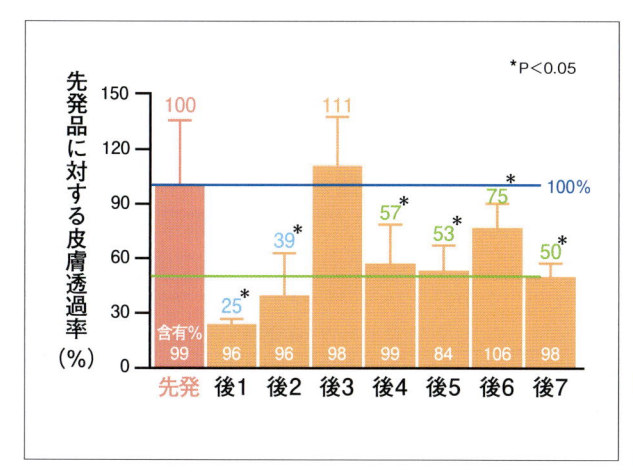

図1 プロピオン酸クロベタゾールクリームの先発医薬品とジェネリック医薬品の透過性[2]

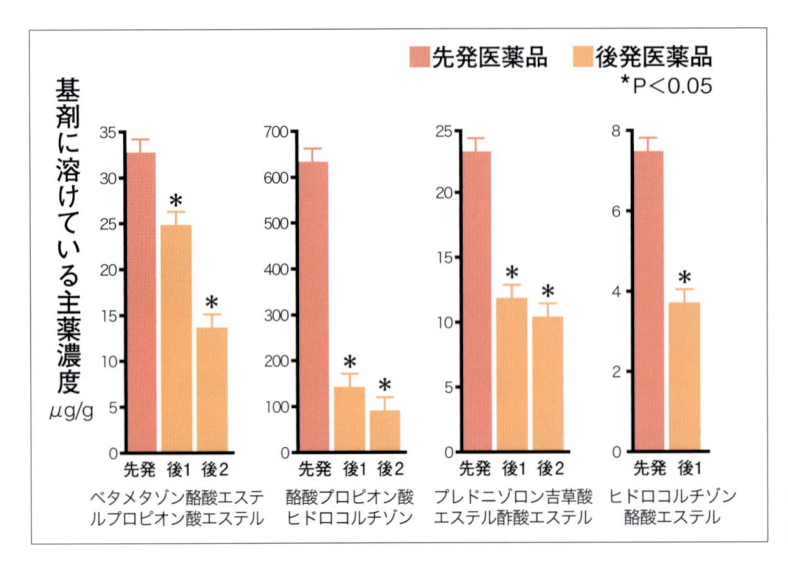

図2 ステロイド軟膏の基剤に溶けている主薬濃度

する．そのためステロイドの基剤に溶けている濃度と透過量および血管収縮効果には**表1**に示すように，よい対応関係が認められる．

ステロイド外用薬の先発医薬品とジェネリック医薬品の基剤中に溶けている主薬濃度を調べた結果，酪酸プロピオン酸ベタメタゾン軟膏では先発医薬品は表示含量 500 μg/g に対し，約 1/16 の 30 μg/g，ジェネリック医薬品では 15 および 25 μg/g と有意に低く，皮膚透過量も先発医薬品のほうが優れている．他の汎用されているステロイド外用薬でも同様に先発医薬品の方が優れている（**図2**）．

プロピオン酸クロベタゾールでは，先発医薬品とジェネリック医薬品の合計5種類を測定した結果，基剤に溶けているステロイド濃度はもっとも高かったものと低かったものの比が 100 倍であった[3]．この原因として，**表2**に示すような基剤の組成が異なっていることが考えられる．

③ 添加物の影響

皮膚透過性には添加物も影響する．可溶化剤のプロピレングリコールやポリエチレングリコールは基剤に溶けている主薬濃度を高めることにより吸収を促進する．

表1 フルオシノニド外用薬の基剤中に溶けている主薬濃度と透過量および血管収縮効果の関係

基剤中濃度(%)	透過量(γ/cm²)	血管収縮効果(Total%Site)
<0.2	3	95
48	39.7	126
68	54.4	151
100	57.2	172

Katz M et al: J Pharm Sci 97: 2936-2947, 2008

アシクロビルクリームは先発医薬品がジェネリック医薬品に比べ透過性が優れる．その原因として先発医薬品ではプロピレングリコール含量が 40% であるのに対し，ジェネリック医薬品ではプロピレングリコール含量が低く，含量が低いほど透過量が低いことが考えられる（**図3**）[4]．

④ ジェネリック医薬品品質情報検討会

平成19年9月以降，学会や論文等で問題が指摘された薬に対しては，厚生労働省が国立医薬品食品衛生研究所に委嘱し，試験を行い，ジェネリック医薬品品質情報検討会が評価を行っている．2008年から年2回検討会が行われており，多くの内服薬や注射薬が再

表2 プロピオン酸クロベタゾール軟膏の基剤の組成

先発医薬品 / 後発医薬品A	後発医薬品B	後発医薬品C	後発医薬品D	後発医薬品E
プロピレングリコール	プロピレングリコール	流動パラフィン	スクワラン	スクワラン
セスキオレイン酸ソルビタン	クエン酸	セスキオレイン酸ソルビタン	ステアリン酸グリセリン	オクチルドデカノール
	硬化ヒマシ油	マイクロクリスタリンワックス	セバシン酸ジエチル	マイクロクリスタリンワックス
		牛脂	パラベン類	フィトステロール
			クロタミトン	セタノール

大谷道輝ほか：日皮会誌, 121：2257-2264, 2011

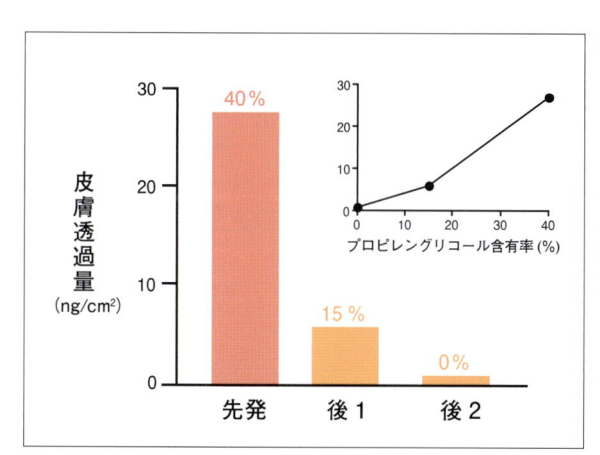

図3 アシクロビルクリームの皮膚透過性とプロピレングリコール含量の関係

評価されており，安心して処方できるように改善されている．

一方，外用剤は報告の収集と製薬会社のコメントのみで試験は一切行われていない．ステロイド外用剤に関してもジェネリック医薬品に問題を指摘する論文や学会発表があることから，検討会で早急に検討が行われることが急務である．

リック医薬品も問題が指摘されているが，検討会で検討はされていない．そのため，現状では初回は先発医薬品を使用し，ジェネリック医薬品に切り替えて経過観察を行うことが望ましい．

おわりに

外用剤は錠剤と異なり，添加物が効果に大きく影響する．ステロイド外用剤のジェネ

■文献
1) Stoughton RB et al: Arch Dermatol 123: 1312, 1987
2) Tsai JC et al: J Food Drug Anal 10: 7, 2002
3) 一場和行ほか：第128年会日本薬学会講演要旨, p.159, 2008
4) Trottet L et al: Int J Pharm 304: 63, 2005

（大谷道輝）

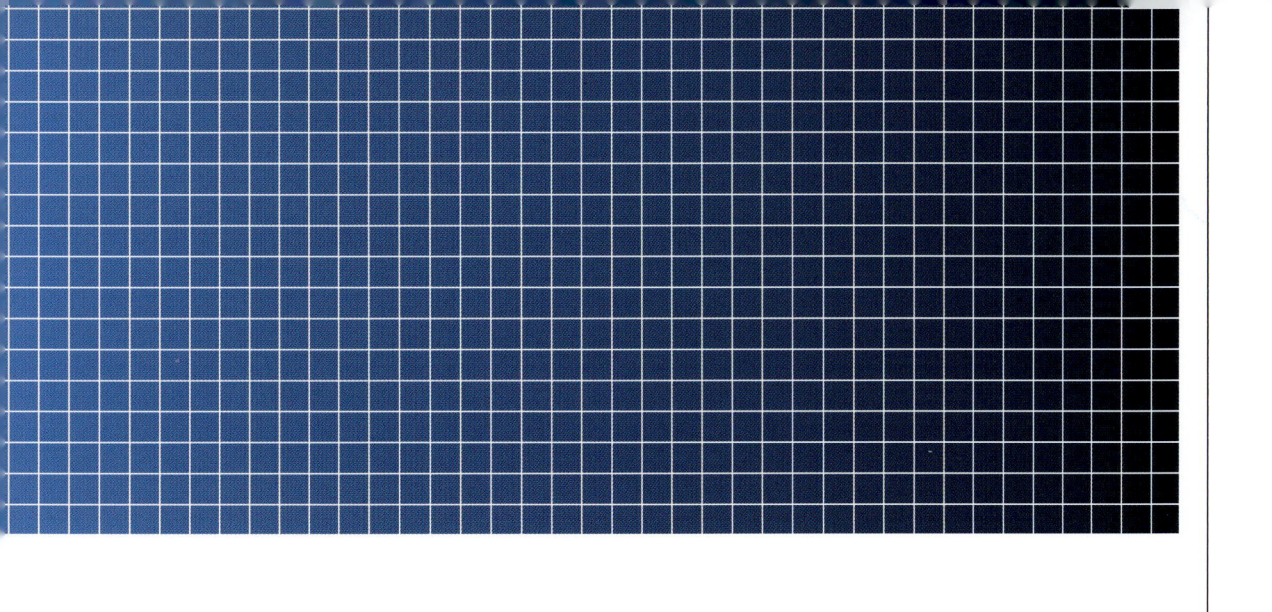

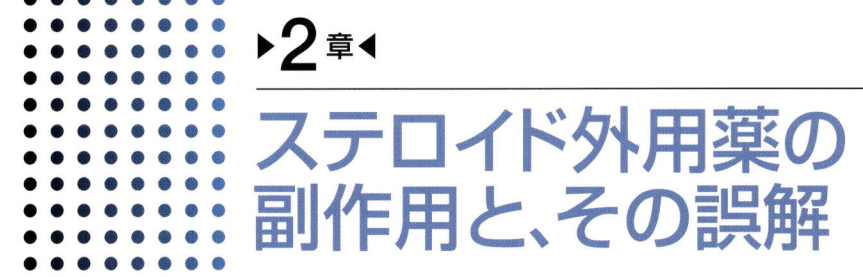

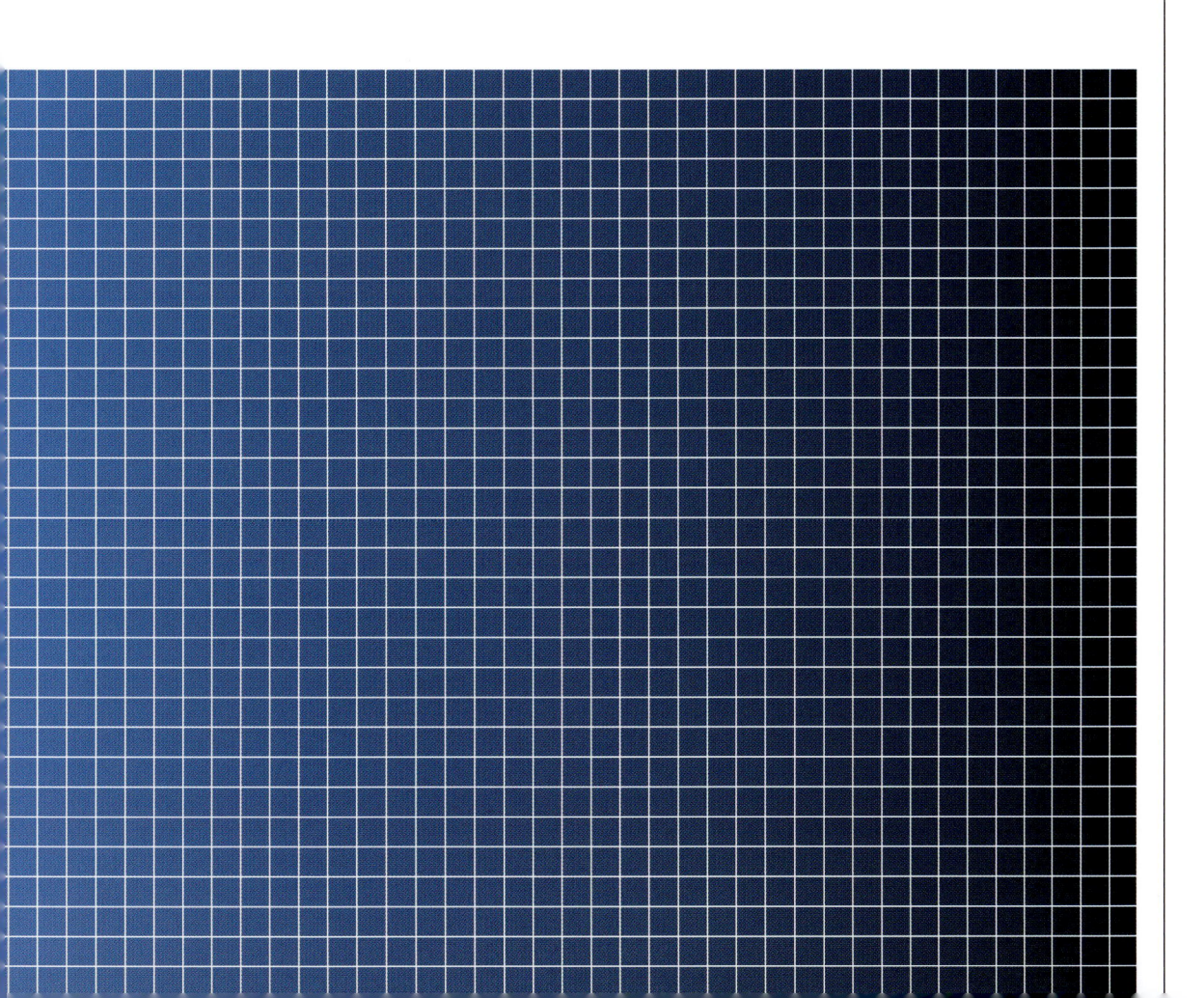

2章
ステロイド外用薬の副作用と、その誤解

▶2章◀ ステロイド外用薬の副作用と，その誤解
①正確に覚えよう，ステロイド外用薬の副作用

ステロイド外用薬の副作用

ステロイド外用薬の副作用は，表に示したようなものがあげられる．よく「ステロイドを塗ると皮膚が黒く・厚くなる」と思っている人が多いが，それは誤解であり，ステロイド外用薬の副作用ではない．

よく誤解されている，「ステロイド外用の副作用ではないもの」については，2-2（p.60〜）に述べた．

（江藤隆史）

表　ステロイド外用薬の主な局所副作用（幸田らの分類を改変）（p.57 も参照）

Ⅰ．細胞ないし線維増生抑制作用によるもの
　1．皮膚萎縮
　2．皮膚萎縮線条
　3．乾皮症ないし魚鱗癬様変化
　4．創傷修復遅延
　5．星状偽瘢痕
　6．ステロイド紫斑
　7．ステロイド潮紅
　8．毛細血管拡張

Ⅱ．ホルモン作用によるもの
　1．ステロイド痤瘡
　2．多毛

Ⅲ．免疫抑制作用によるもの
　1．感染症の誘発ないし増悪
　2．マラセチア毛包炎

Ⅳ．その他
　1．酒皶様皮膚炎，口囲皮膚炎
　2．ステロイド緑内障
　3．ステロイド外用薬による接触皮膚炎
　4．毛包虫症

本項に登場する「ステロイド外用薬の副作用」

Ⅰ．細胞増殖・線維増生抑制作用によるもの

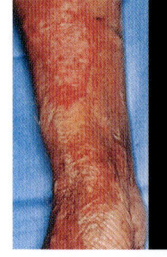

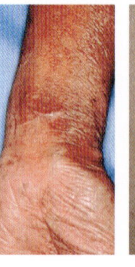

皮膚萎縮 (p.24) 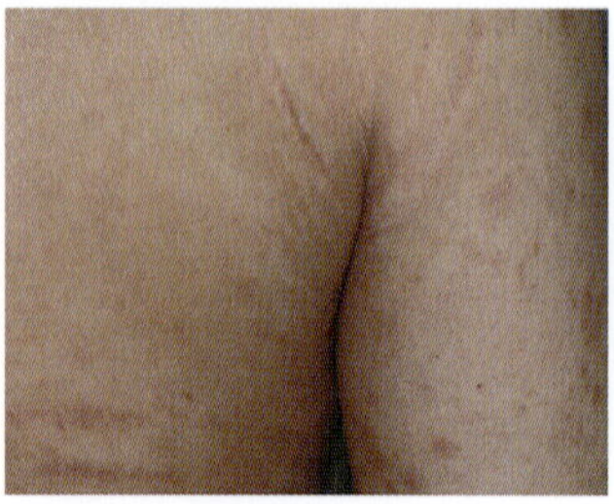　　皮膚線条 (p.27) 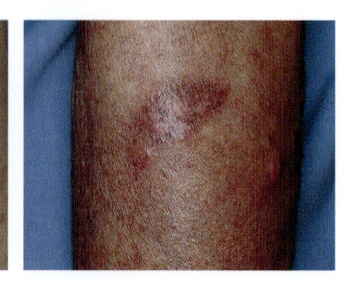　　ステロイド紫斑 (p.57)

ステロイド外用薬の副作用

本項に登場する「ステロイド外用薬の副作用」

Ⅰ. 細胞増殖・線維増生抑制作用によるもの

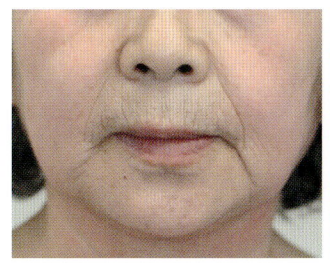

潮紅（p.29） 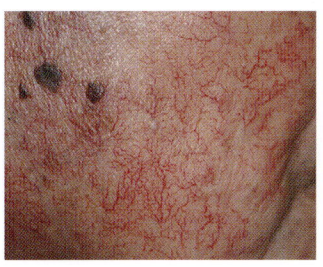　　毛細血管拡張（p.31） 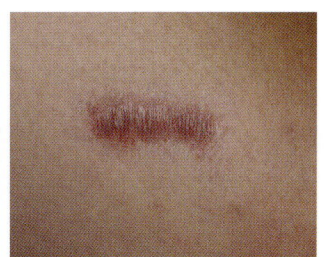　　脂肪萎縮（p.36）

Ⅱ. ホルモン作用によるもの

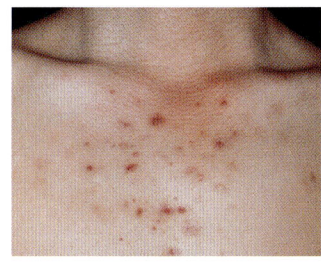

ステロイド痤瘡（p.58） 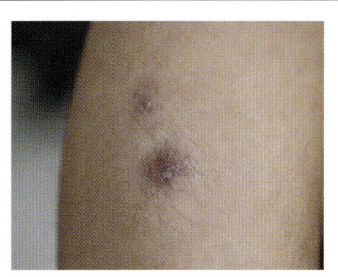　　多毛（p.33）

Ⅲ. 免疫抑制作用によるもの

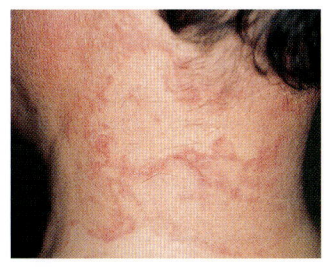

真菌症（p.59）　　癬（p.58） 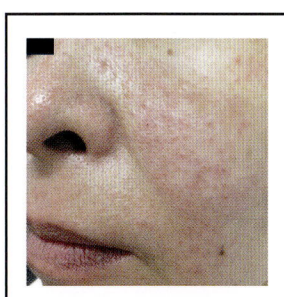　　デモデックス（毛包虫症）（p.41）

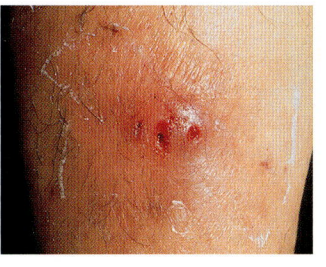

Ⅳ. その他

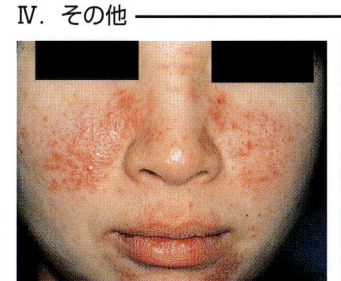

酒皶様皮膚炎（p.39） 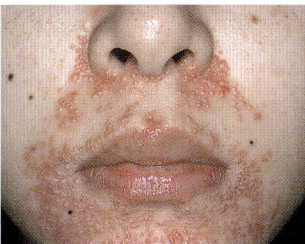　　口囲皮膚炎（p.45） 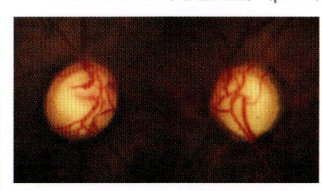　　ステロイド緑内障（p.48）

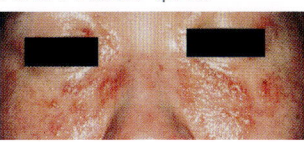

ステロイド外用薬による接触皮膚炎（p.54）　　ステロイド外用薬による接触皮膚炎（p.51）

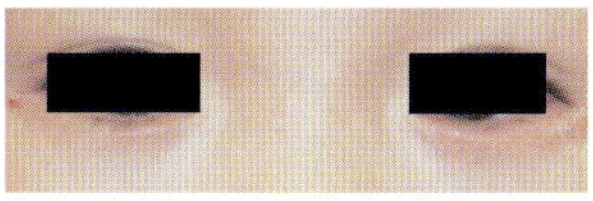

2章 ステロイド外用薬の副作用と，その誤解

▶2章◀ ステロイド外用薬の副作用と，その誤解

①正確に覚えよう，ステロイド外用薬の副作用

A．細胞増殖・線維増生作用によるもの

1 皮膚萎縮

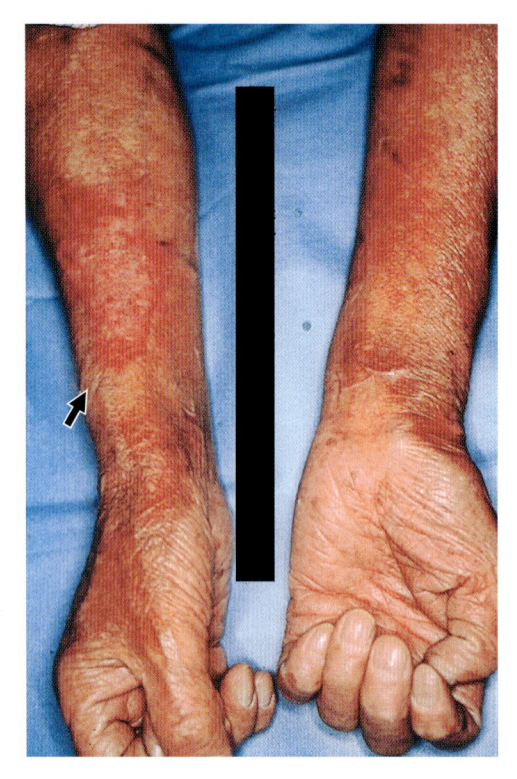

図1 83歳，女性
前腕全体に皮膚萎縮が著明．矢印部位にかぎ裂き状の傷跡を示す．

来院．ステリストリップ™（傷を閉鎖するためのテープ材）にて固定し，10日で癒着した．矢印は，破れたふすまの紙を直した後のような舌状の傷跡を示す（**図1**）．

▶ 治療と経過

高齢者の瘙痒性皮膚疾患では，アトピー性皮膚炎患者に比べ，外用コンプライアンスがきわめて高く，長期に渡ってかなりの量のステロイド外用薬を用いている場合が少なくない．とくに前腕の皮膚はステロイド紫斑などとともに皮膚萎縮が生じやすく，この例でも，よりランクの低い外用薬の外用が薦められていたが，効果が乏しいため，実際には，前腕にも強めのステロイド外用薬が使用されていた．認知症も進んできていたため，理解が乏しかった面もある．このような場合，タクロリムス軟膏が第2選択にあげられる．**図2**にラット皮膚を用いたstrongestクラスのステロイド外用薬とタクロリムス軟膏の皮膚萎縮効果を比較したデータを示した．しかし，この症例では効果が乏しかったため，strongクラスのステロイド外用薬に，strongクラスのステロイド外用薬に亜鉛華軟膏の貼布を併用する方針として，これ以上の萎縮を避けるようにした．

▶ 症 例

慢性湿疹で長期very strongクラスのステロイド外用薬（マイザー®軟膏）を外用中．前腕の皮膚萎縮は著しく，ランクを落としての外用を薦められていたが，痒みのコントロールがつかないため，マイザー軟膏を塗り続けていた．ある朝，犬の散歩に出かける際，門柱に軽く皮膚を擦り，皮膚が舌状に破れ，

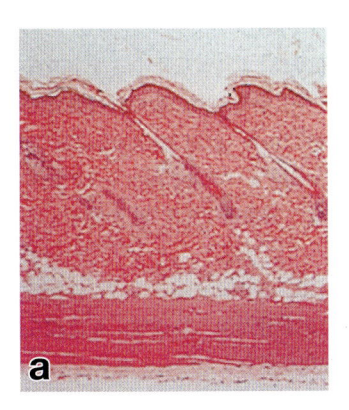

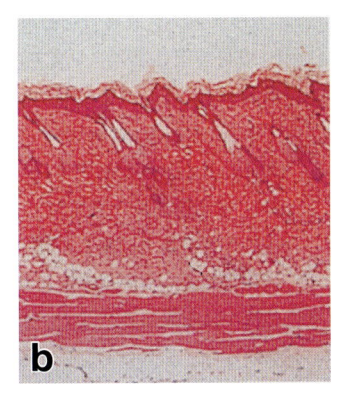

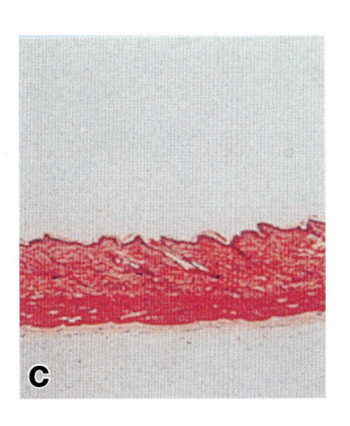

図2 ラット皮膚組織に対する連続塗布による作用
(a) コントロール，(b) タクロリムス軟膏，(c) プロピオン酸クロベタゾール．タクロリムス軟膏に皮膚の萎縮作用が認められないことを示したデータ．ラットの皮膚は，strongest クラスのステロイド外用薬で著明な萎縮を来している．

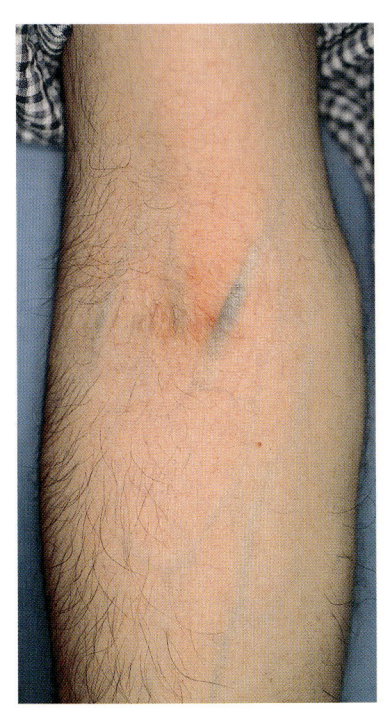

図3 別症例：27歳，男性
アトピー性皮膚炎で加療中．肘窩に毛細血管拡張を認め，皮膚萎縮も進行中と想像される．このような症例で皮膚エコーを用いて，皮膚の厚さを測定し，ステロイド外用中止1カ月後（代わりにタクロリムス軟膏を外用）と比較してみた．

本症例のポイント

高齢者は，コンプライアンスが高く，副作用も出やすいのが特徴であり，ポイントといえる．抗アレルギー薬内服などの併用をもっと工夫すべきといえる．

ステロイド外用薬による皮膚萎縮は，必ず念頭に置くべき重要な局所副作用である．「ステロイド外用薬で皮膚が厚く黒くなる」と，多くの患者さんやコメディカルの方々に信じられている誤解された副作用に対し，むしろ薄くなることを強調すべきかもしれない．
高齢者での発現は，頻度が高く，乾癬患者

①正確に覚えよう，ステロイド外用薬の副作用
1 皮膚萎縮

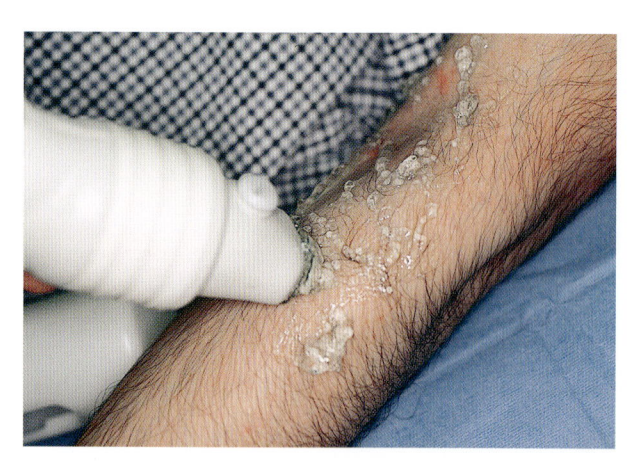

図4 皮膚エコーで皮膚の厚さを測定しているところ
下の図に示すように輝度の高い2本のバンドの幅として，エコーでの皮膚の厚さが測定できる．2回の測定値の平均で比較検討を行った．

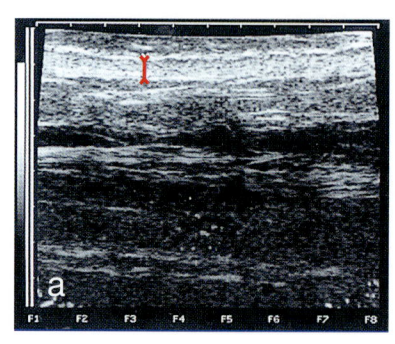

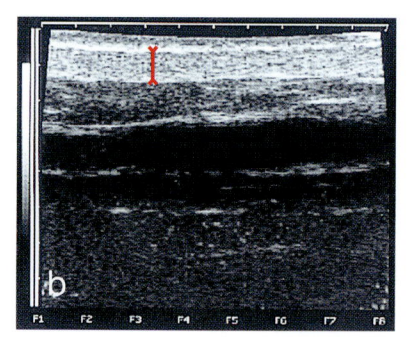

図5 皮膚エコーでの肘窩皮膚厚の計測値の実例
（a）ステロイド外用中止時，（b）ステロイド外用中止1カ月後．図に示すように，肘窩皮膚では 0.51 mm だった皮膚の厚さが，ステロイド中止・タクロリムス外用1カ月で 0.55 mm と改善傾向を示した．他2例でも同様の改善傾向を示した．同時に計測した前腕伸側では，この例で 0.93 mm → 0.94 mm と大きな変化がなく，他の2例も同様だった．

などにおいても問題となるが，活性型ビタミン D3 製剤の登場で，この問題点も改善されてきている．

アトピー性皮膚炎患者でも軽微な皮膚萎縮は進行しており，皮膚エコー検査で上述の別症例[1]のように，ステロイド外用薬の中止，タクロリムス軟膏への切り替えで，改善が認められることがわかった．その傾向は，肘窩ではっきりしていたが，前腕伸側などでは，軽微のようであった（図3〜5）．むしろ，タクロリムス軟膏に切り替えねばならないほどの皮膚萎縮を来すまで，しっかり外用してくれている症例が少ないのではないかともいえる．

（江藤隆史）

▶2章◀ ステロイド外用薬の副作用と,その誤解
①正確に覚えよう,ステロイド外用薬の副作用

A. 細胞増殖・線維増生作用によるもの

2 皮膚線条

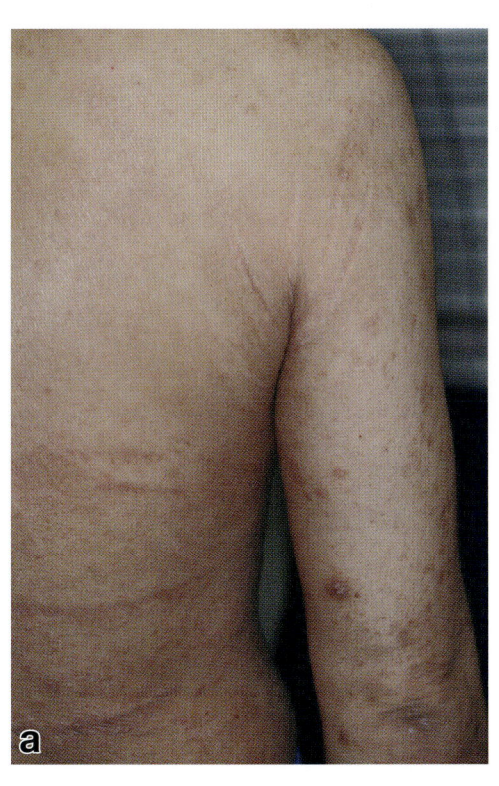

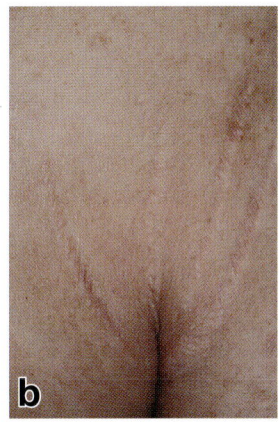

図1 44歳,男性.1986年初診
(a) 腰部,背部および腋窩周囲に,皮膚割線に沿って互いに平行に走行する,茶褐色の萎縮性線条が多数認められる.乾癬皮疹と色素沈着も散在している(写真は2008年10月時).
(b) 右腋窩周囲の皮膚線条の拡大.

▶ 鑑別疾患

線状皮膚萎縮症の誘因を鑑別する必要がある.すなわち,本症例では,肥満,急速な体型の変化,ステロイドでの長期治療,重篤な感染症を鑑別する.

▶ 症 例

1984年(20歳時)発症の乾癬.他院で乾癬と診断され,プロピオン酸クロベタゾール(デルモベート®)軟膏にて外用治療されていた.1986年,当科初診時には腰部,背部および腋窩周囲に,皮膚割線に沿って互いに平行に走行する,茶褐色の萎縮性線条が多数認められた(図1a,b).萎縮性線条は前医での治療開始後に出現したとのことであった.

▶ 臨床診断

強力なステロイドを外用していたという経過から,ステロイド外用薬の副作用による皮膚線条と診断した.
本症例は肥満体型ではなく,また,問診で急速な体型の変化,ステロイド内服治療歴,重篤な感染症罹患歴がないことを確認した.

① 正確に覚えよう，ステロイド外用薬の副作用
② 皮膚線条

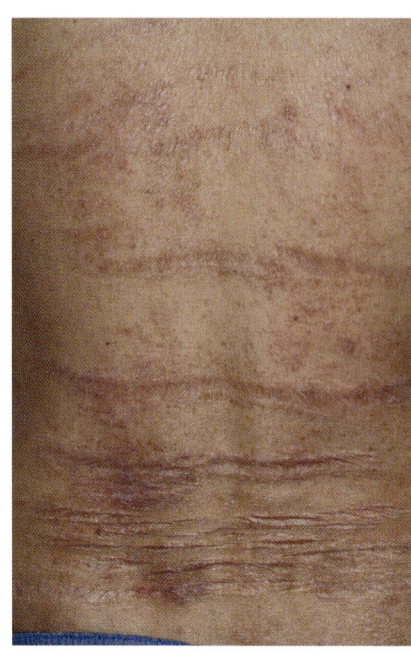

図2 同症例，腰部，背部の皮膚線条

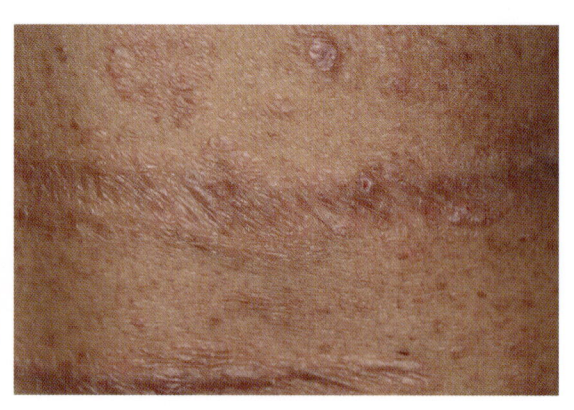

図3 図2の腰部の皮膚線条の拡大

治療と経過

無治療で経過観察しているが，当科初診から20年以上が経過した現在も残存している(図2，3).

本症例のポイント

線状皮膚萎縮症そのものは，2つの主な機序によって生じる[1]．1つは副腎皮質の活性亢進やコルチゾールの過剰分泌である[1]．コルチゾールの過剰分泌は過度の蛋白異化作用（分解）をもたらし，細胞外マトリックスを構成する膠原線維や弾性線維の総合的作用を障害する[1]．さらに皮膚の機械的引っ張りが加わり，引っ張り方向とは直角に線条が生じる[1]．思春期には，成長期における急速な皮膚の過伸展と視床下部—下垂体—副腎系の刺激により，線状皮膚萎縮症が生じやすく，思春期線条として知られている[1~3]．

このような素地があるため，ステロイド外用薬の副作用としての皮膚線条は思春期に生じやすい[2,3]．その出現頻度は，幸田ら[2]の小児アトピー性皮膚炎302例の観察によると，11歳以上16歳未満の約1%に認められ，11歳未満には認められていない．同様に，13歳以上の思春期・成人期の1%に認められ，13歳未満では認められなかったとの報告もある[4]．

ステロイド外用薬の副作用としての皮膚線条は鼠径部や腋窩，乳房下部などの間擦部に生じやすい[2,3]．多汗による浸軟と，皮膚の重なりによる密封療法類似効果により，ステロイドの吸収が促進されているためと考えられている[2,3]．

ステロイド外用薬の副作用としての皮膚線条は不可逆性変化であり[2,3]，効果的な治療法はない．思春期から20歳代では，間擦部への強力なステロイド外用は，とくに注意しなければならない[2,3]．

■文献
1) 辻 卓夫：最新皮膚科学大系 10，中山書店，東京，p.171, 2003
2) 幸田 弘ほか：西日皮膚 40: 177, 1978
3) 武田克之ほか：日本医事新報 3313: 3, 1987
4) 古江増隆：MB Derma 91: 23, 2004

（馬渕智生，小澤 明）

▶2章◀ ステロイド外用薬の副作用と，その誤解
①正確に覚えよう，ステロイド外用薬の副作用

A．細胞増殖・線維増生作用によるもの

③ 潮紅

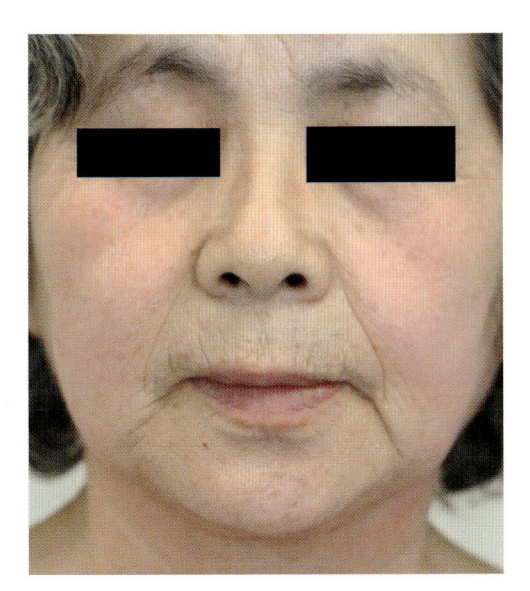

図1 69歳，女性．2006年3月初診
両眼囲，頬部，下顎部に境界が比較的明瞭な紅斑が左右対称性に認められ，毛細血管拡張を伴っている．

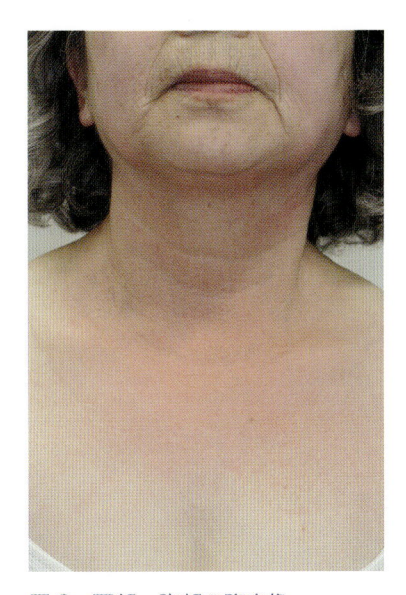

図2 頸部，胸部の臨床像
頸部，胸部および下顎の非露光部にも毛細血管拡張を伴った紅斑が認められる．

症　例

2003年10月より顔面に皮疹が出現し，他院皮膚科で外用治療を開始された．2006年3月の当科初診までに3カ所の皮膚科を受診しており（**図1〜3**），2005年4月以降は酪酸ヒドロコルチゾン（アボコート®）クリームを外用しているが，それ以前の詳細な経過は不明である．

鑑別疾患

ステロイドを長期外用していたという経過から，ステロイド外用薬の副作用による潮紅および毛細血管拡張を考えた．顔面の紅斑から第Ⅰ度酒皶（紅斑性酒皶）を，顔面のほか前胸Vネック部にも紅斑がみられることから，光線過敏症，全身性エリテマトーデスや皮膚筋炎などの膠原病を鑑別する．

臨床診断

酒皶の好発部位である鼻尖部に皮疹がみられないことから，第Ⅰ度酒皶は否定的と考えた．鼻背や手背には皮疹がなく，下顎の非露光部にも紅斑が認められることから，光線過

29

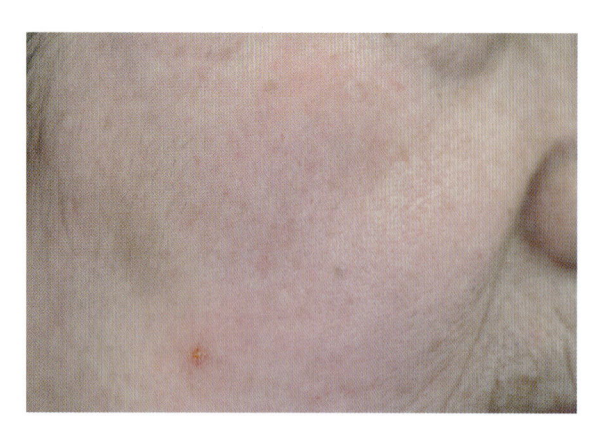

①正確に覚えよう，ステロイド外用薬の副作用
③潮紅

図3 頬部の拡大

敏症は否定した．抗核抗体は40倍（Diffuse型）であり，全身症状，血液・尿検査で膠原病を支持する所見は認められなかった．したがって，ステロイド外用薬の副作用による潮紅および毛細血管拡張と診断した．

治療と経過

ステロイド外用を中止し，皮膚収斂・保護・消炎作用をもつ振盪合剤（ベントナイト，20％ヒビテン・グルコネート，タルク，酸化亜鉛，グリセリン，精製水の混合薬）外用とクーリングを行った．約1カ月で紅斑は消失したが，毛細血管拡張は残存していた．ステロイド中止による潮紅の増悪は認められなかった．

本症例のポイント

ステロイド外用薬の副作用として知られている潮紅，毛細血管拡張，酒皶様皮膚炎は，いずれも毛細血管の変化により生じる[1～3]．ステロイド外用初期には毛細血管は収縮するが，長期連用するとtachyphylaxisにより毛細血管収縮作用は鈍化し[2]，やがては，ステロイドがないと毛細血管が拡張したままになってしまう．毛細血管の可逆的拡張による血流量の増大に基づくものが潮紅であり[1]，不可逆的変化が毛細血管拡張である[2]．

ステロイド潮紅では，わずかな温度変化や精神的緊張，少量のアルコール摂取などによって容易に潮紅がみられ[1～4]，顔面，会陰部など毛細血管の多い部位に発症しやすい[2]．

その出現頻度であるが，武田ら[1]によるステロイド外用との関係が比較的明らかな顔面の皮膚病変患者135例の観察では，潮紅・毛細血管拡張は38.5％ともっとも多く，とくに中年以降の女性に多い．その理由として，女性ホルモンや更年期皮膚症との関連性[1]や，中年以降の女性の顔に対する関心の高さ，ステロイド外用薬の外用頻度の多さ，長期間の連用との関連性[2]があげられている．

また，ステロイド潮紅はアトピー性皮膚炎の小児にもみられ[1,3]，幸田ら[3]の小児アトピー性皮膚炎302例の観察によると，11歳以上16歳未満では2.7％，6歳以上11歳未満では1％，6歳未満では0％と報告されている．

ステロイド潮紅は，外用を中止することで容易に回復する．

■文献
1) 武田克之ほか：日本医事新報 3313: 3, 1987
2) 菅原 信：最近の皮膚外用薬，南山堂，東京，p.37, 1991
3) 幸田 弘ほか：西日皮膚 40: 177, 1978
4) 幸田 弘：臨床と研究 71: 130, 1994

（馬渕智生，小澤 明）

▶2章◀ ステロイド外用薬の副作用と,その誤解
①正確に覚えよう,ステロイド外用薬の副作用

A. 細胞増殖・線維増生作用によるもの

4 毛細血管拡張

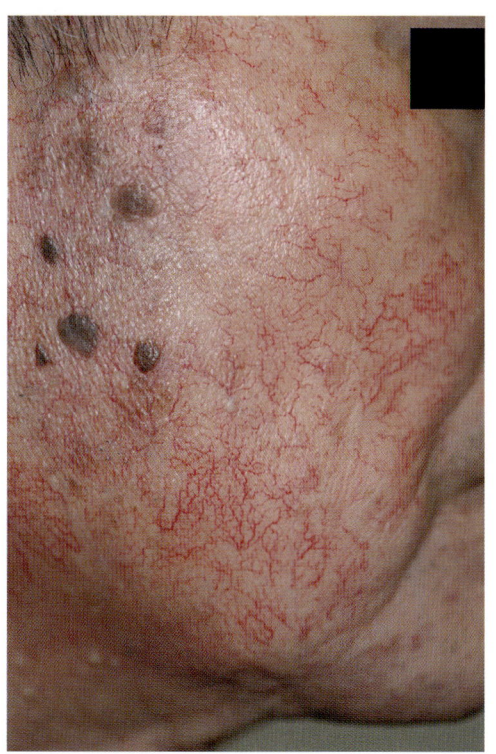

図1 73歳,男性
両頬部全体に蛇行する毛細血管拡張を認める.軽度の瘙痒感を伴っていた.

▶ 鑑別疾患と臨床診断

酒皶:とくに第1度(紅斑性酒皶)は類似所見の毛細血管拡張とびまん性発赤を鼻尖,頬,眉間に呈する.本症例でみられる毛細血管拡張は,ステロイド薬の外用範囲と一致しており否定される.

酒皶様皮膚炎:strong以上のステロイド外用薬を顔面に長期連用で出現し,外用部位に一致した皮膚萎縮,毛細血管拡張,小丘疹,小膿疱など痤瘡様皮疹から構成される.ステロイドの外用が動機であるが,本症例には痤瘡様皮疹を認めず合致しない.

脂漏性皮膚炎:脂漏部位の紅斑,落屑が特徴だが,血管拡張は先行しない.

以上より,ステロイド外用薬で生じた顔面の毛細血管拡張と診断した.

▶ 症 例

7年前より皮脂欠乏性湿疹の診断で,保湿とステロイド薬の外用,抗アレルギー薬の内服加療中.顔面の瘙痒感に対し,自己判断で体用のステロイド外用薬を使用していた(**図1**).既往歴は胃潰瘍,慢性胃炎.糖尿病は食事療法のみ,そのほか特記すべきことはない.

▶ 治療と経過

顔面の皮疹を指摘したところ,体用に処方されたステロイド外用薬を,自己判断で顔面の瘙痒感に対し使用していたこと,内服薬を中止していたことがわかった.担当医を固定化し定期受診させることで,徹底した服薬指導を行った.受診ごとに残薬量の確認,薬剤

①正確に覚えよう，ステロイド外用薬の副作用
④毛細血管拡張

の使用方法を説明した．その後，塩酸フェキソフェナジン（アレグラ®），d-マレイン酸クロルフェニラミン（ポララミン®）内服とレスタミン軟膏，ヘパリン類似物質（ヒルドイド®ソフト）外用にて，瘙痒感は軽快傾向を認めた．経過観察中の顔面の毛細血管拡張は，ステロイド外用薬の副作用で生じており，元に戻るには1年以上を要し，不可逆性を示すこともあるとされる．本症例はステロイド外用中止後5カ月経過した現在，著変を認めない．

本症例のポイント

本症例はステロイド外用薬により真皮の血管周囲の支持組織の脆弱化を生じ，毛細血管が拡張し，蛇行した赤い線としてみえる副作用[1]を両頬部に呈する．

これはステロイド外用薬が線維芽細胞の増殖を抑え，線維芽細胞が合成する真皮の主要構成蛋白である膠原線維の新生，増生を抑制することに基づく[1]．血管内皮細胞と線維芽細胞との共生培養では血管腔が形成される報告もみられる．

①疾患，②患者，③治療する医師の3つの要因が，このような副作用をひきおこすと考えられる．

① **疾患**：まず，慢性に経過し増悪寛解をくり返す疾患では，外用薬の総量が増加する．
② **患者**：つぎに，本症例のように医者の指示に従わない患者，より強い薬や多量の薬を要求する場合など，患者の性格により生じやすくもなる．

また治療を受ける側の経皮吸収も，副作用発現に関与する．年齢や体の部位によって経皮吸収は異なり，一般に子どもは速い．老人では皮膚ターンオーバーが遷延しているため薬剤が効きやすいうえに，乾燥による経皮吸収の促進も加わる[2]．

体の部位では前腕屈側の経皮吸収を1.0とした場合，その比率で表現し，頬部では13.0と高くなる[2]．本症例は73歳，皮脂欠乏性湿疹であり，経皮吸収が上昇した状態であった．自己判断で体用のステロイド外用薬を頬部に使用した結果，さらに毛細血管拡張を助長したと思われる．

③**治療する医師**：治療する医師は患者にステロイド外用薬の正しい使用量，使用期間を提示する必要がある．例えば顔面の場合，外来でのステロイド外用処置に留めるか，5 gを処方し10日以内の使用とする．顔面以外に処方する場合にも薬効の強いものを極力控え，患者のステロイド外用薬の総使用量を月単位で確認する．月総量60 gを超える場合には副作用の発生を念頭に置かなければならず[2]，本症例は月総量50 gであり，処方量は適切であったと考える．

また，ときにステロイド外用薬の透過性も副作用発現の誘因となる．軟膏基剤では，他の基剤と混合することで主剤の透過性が高まることがある．例えば尿素剤との混合で約5倍の皮膚透過性を呈することも知られており，本症例の治療中に使用された混合剤の透過性関与も否定できない．

これら3つの要因を把握し，ひとつずつ問題点を解決することで副作用の回避は可能である．そのためにも，固定された受け持ち担当医が必要であり，そのことを患者も理解し協力する必要があると思われる．

■文献
1) 相馬良直：皮膚臨床 48: 69, 2006
2) 小栗 剛，本田光芳：皮膚科診療プラクティス 12 スペシャリストとしての外用薬の使い方，文光堂，東京，p.48, 2002

（田宮紫穂，小澤 明）

▶2章◀ ステロイド外用薬の副作用と,その誤解
①正確に覚えよう,ステロイド外用薬の副作用

B. ホルモン作用によるもの
5 多毛

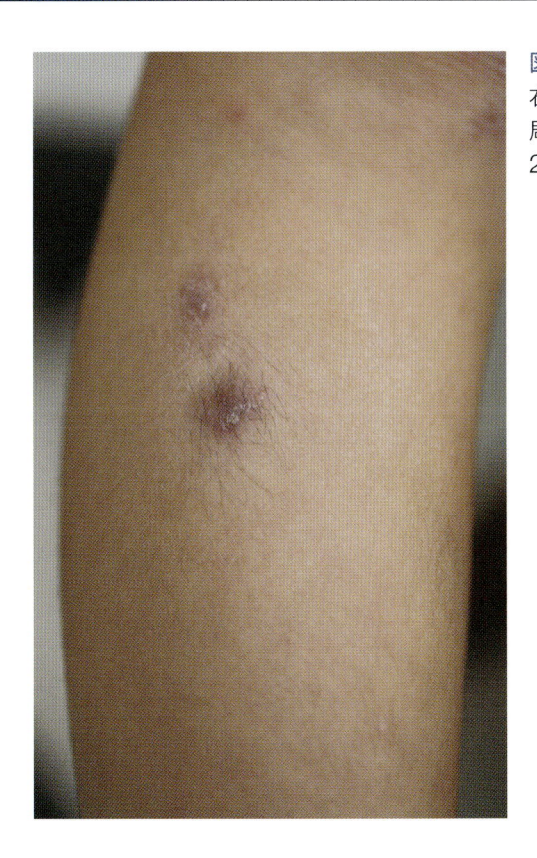

図1 症例1:5歳,女児.2004年5月初診
右下腿前面に1cm大,境界不明瞭な浸潤性茶褐色局面の周囲に,限局的に多毛が認められる(写真は2008年10月時).

▼ 症例1

既往に気管支喘息,食物アレルギーがあり,とうじょう小児科で治療されている.

2004年5月ごろより,体幹・四肢に皮疹が出現し,同小児科・皮膚科外来を受診した.アトピー性皮膚炎を疑い,月1回程度の通院で内服・外用治療,食事制限を開始した.下腿に散在する紅斑性局面が難治であり,酪酸クロベタゾン(キンダベート®)軟膏とヘパリン類似物質(ヒルドイド®クリーム)との1:2混合薬,プロピオン酸アルクロメタゾン(アルメタ®)軟膏と亜鉛華単軟膏(サトウザルベ®)軟膏10%との1:1混合薬,ベタメタゾン酪酸エステルプロピオン酸エステル(アンテベート®)軟膏とサトウザルベ軟膏10%との1:1混合薬,吉草酸ベタメタゾン(リンデロン®V)軟膏とサトウザルベ軟膏10%との1:1混合薬を皮疹の増悪・軽快に合わせて外用した.2007年10月からはキンダベート軟膏とヒルドイドクリームとの1:4混合薬を外用した.転居に伴い,2008年3月以降は他院小児科に通院し,同混合薬で治療されていた.約7カ月後の2008年10月,再びとうじょう小児科・皮膚科外来を受診した(図1).

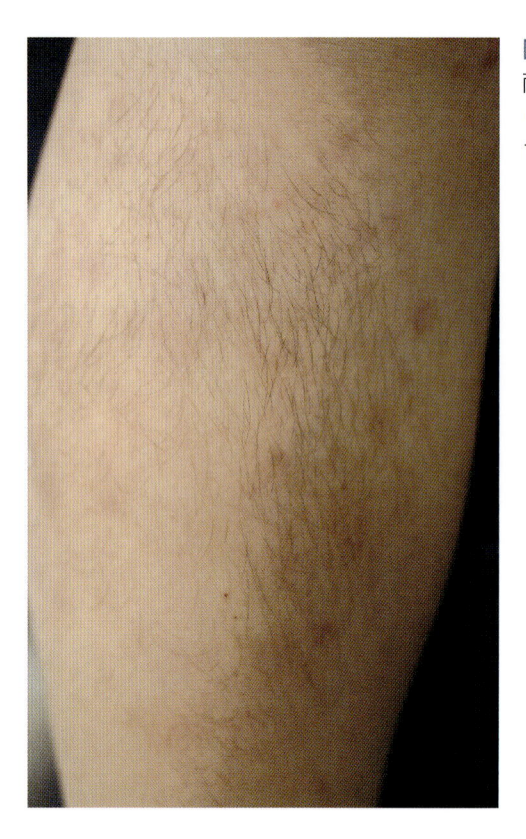

図2 症例2：4歳，男児．2006年1月初診
両下腿前面に5 mm大の紅斑局面と色素沈着が散在し，びまん性に多毛が認められる（写真は2008年10月時）．

症例2

出生直後より体幹・四肢に皮疹が出現した．2006年1月，とうじょう小児科・皮膚科外来を受診，皮脂欠乏性湿疹と診断し，2月よりキンダベート軟膏とヒルドイドクリームとの1：2混合薬で治療を開始した．皮疹は改善・増悪をくり返しながら，徐々に増悪した．両下腿と腰部に出現した散在性の痒疹が難治であり，皮疹の増悪・軽快に合わせて，2007年2月には吉草酸酢酸プレドニゾロン（リドメックス®）クリームを，3月からはフルドロキシコルチドテープ（ドレニゾン®テープ）を，8月にはアンテベート軟膏を，9月にはリンデロンV軟膏をそれぞれ外用もしくは貼付した．10月からはキンダベート軟膏とヒルドイドクリームとの1：2混合薬とドレニゾンテープを併用している（図2）．

鑑別疾患

後天性局所性多毛症の誘因を鑑別する必要がある．すなわち，刺激性多毛症，症候性局所性多毛症，医原性多毛症を鑑別する．

臨床診断

症例1は浸潤性茶褐色局面の周囲のみに多毛が認められ，同部位に局所的にステロイドを外用していたという経過から，ステロイド外用薬の副作用による多毛と診断した．

症例2は症例1と比較して多毛の範囲が広いものの全身性ではなく，下腿と腰部に限られており，ステロイド外用頻度が高い部位に副作用により生じた多毛と診断した．

2症例とも外用行為そのものの摩擦刺激は軽微であり，刺激性多毛症の可能性は低いと

考えた．症候性局所性多毛症として難治性潰瘍などの周囲に多毛がみられることがあり，長期にわたる真皮の炎症反応によるものとされているが[1]，2症例とも皮疹部の炎症は比較的軽度であり，否定的と考えた．

また，**症例1**は合併症に気管支喘息があるが，吸入などのステロイド全身療法は行われておらず，2症例ともステロイド外用以外の多毛を生じる医療行為は行われていない．

治療と経過

2症例ともに，皮疹部以外にはステロイドを外用しないよう母親に指導し，現在，経過観察している．

本症例のポイント

ステロイド外用薬の代表的副作用としての多毛は広く知られている．幸田ら[1]，武田[2]による薬理作用に基づいた副作用の分類では，ホルモン作用による副作用として分類されているが，その作用機序は不明である[3]．

ステロイド外用薬の副作用としての多毛は幼小児に多くみられ[1,2]，その出現頻度は，幸田ら[1]の小児アトピー性皮膚炎302例の観察によると，6歳未満では4.6%，6歳以上11歳未満では5.8%，11歳以上16歳未満では0%であった．その一方で，2歳未満では0.5%，2歳以上13歳未満では1%，13歳以上では2.7%に認められたとの報告[4]もある．

ステロイド外用薬の副作用としての多毛には，**症例1**のような皮疹部にほぼ一致した多毛と，**症例2**のようなびまん性の多毛とがある[1]．**症例2**は痒疹が散在しており，無疹部にも外用してしまったことからびまん性に生じた多毛，すなわち局所性副作用による多毛と考えたが，経皮吸収後の全身性副作用による多毛との鑑別が困難となる[1]．

ステロイド外用薬の副作用としての多毛は，外用を中止することで次第に回復する[1]．

■文献

1) 幸田 弘ほか：西日皮膚 40: 177, 1978
2) 武田克之：皮膚臨床 26: 631, 1984
3) Hengge UR et al: J Am Acad Dermatol 54: 1, 2006
4) 古江増隆：MB Derma 91: 23, 2004

（馬渕智生，小澤 明，東條雅宏）

▶2章◀ ステロイド外用薬の副作用と, その誤解
①正確に覚えよう, ステロイド外用薬の副作用

B. ホルモン作用によるもの
6 ステロイド局注による脂肪萎縮症

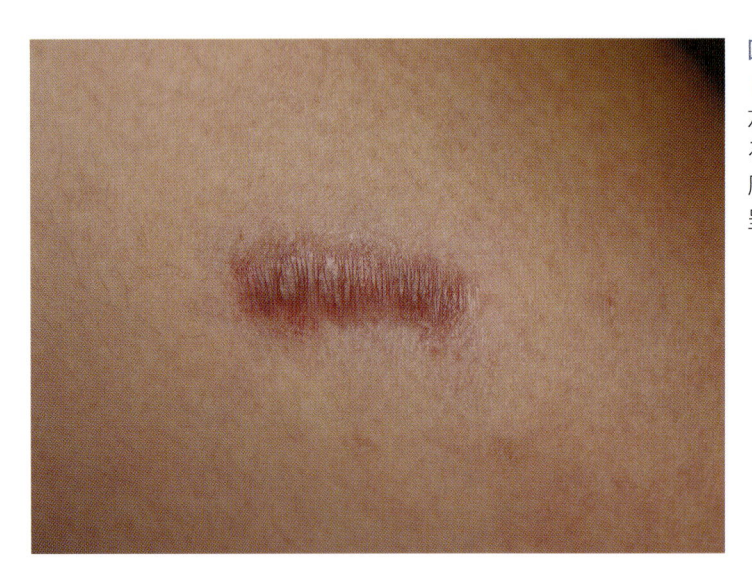

図1 17歳, 女性. ステロイド局注4回施行, 1カ月後
左大腿伸側にやや光沢を有する萎縮性瘢痕局面を認めた. 周囲に軽度の毛細血管拡張を呈していた.

▼ 症 例

　初診の約3カ月前に靴のスパイクを左大腿部に刺し, そのまま自然治癒. その後, 同部位に隆起性瘢痕形成を認めたため治療目的に来院した. 肥厚性瘢痕の診断にて, トラニラスト(リザベン®)の内服およびトリアムシノロンアセトニド(ケナコルト®A)の局所注射(以下, 局注)による加療を開始した. 同局注を2週間間隔で計4回行い, 瘢痕部は平坦化してきたため, 局注は終了とした(図1). その後はリザベンの内服加療のみ継続していたが, 局注終了後数カ月して瘢痕の一部とその周囲が徐々に陥凹しはじめ, 終了後約5カ月目には貨幣大ほどになった(図2).

▼ 鑑別疾患と臨床診断

　皮膚陥凹を来す疾患として,
① 限局性強皮症(モルフェア),
② インスリン脂肪萎縮症,
③ 深在性エリテマトーデス,
④ 斑状皮膚萎縮症,
⑤ Localized involutional lipoatrophy
なども鑑別として一般的にあげられるが, 経過よりステロイド局注による脂肪萎縮症と診断した.
　患者は病変に対する整容的な改善も希望したため, 肥厚性瘢痕および陥凹部を局所麻酔下に切除再縫合した. 切除組織標本では, 肉眼的に皮膚陥凹部直下の脂肪織が著明に減少していた(図3). 病理組織像では, 表皮は菲薄化し真皮全層では膠原線維および毛細血

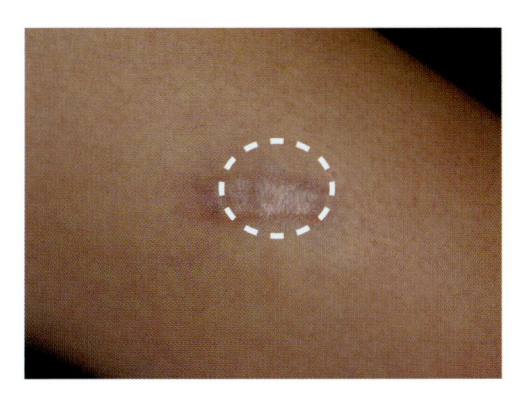

図2 ステロイド局注4回施行，5カ月後
白点線で示した部位に，貨幣大の範囲で皮膚陥凹を認めた．

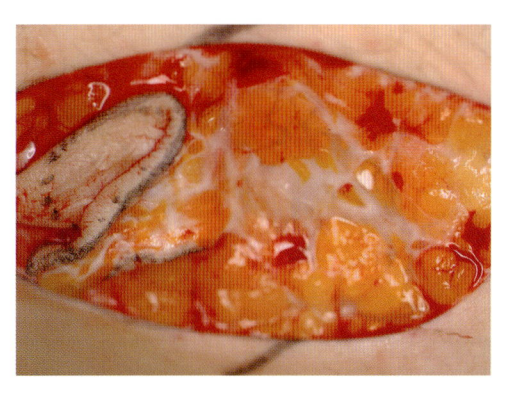

図3 術中所見
皮膚陥凹を呈していた部位の脂肪織の著明な減少を認めた．

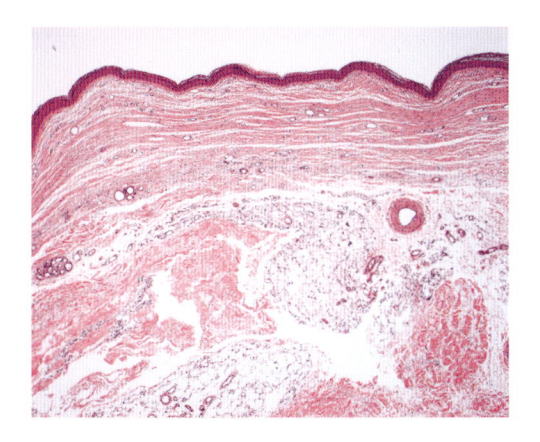

図4 病理組織学的所見
表皮は菲薄化し真皮全層では膠原線維および毛細血管の増生を認めた．皮下脂肪織の著明な萎縮が生じていた（弱拡大，HE染色）．

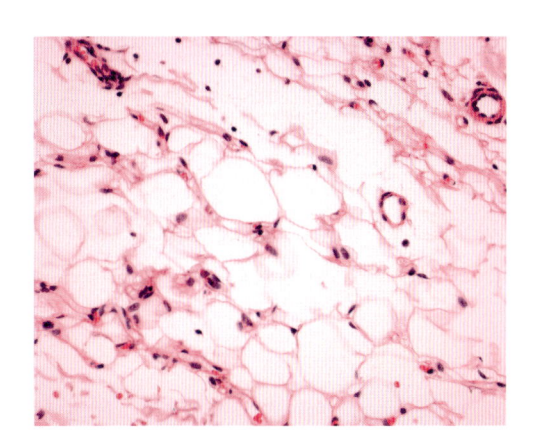

図5 病理組織学的所見
皮下脂肪織において脂肪細胞は著しく小型化し，ヒアリン様物質の沈着，軽度の毛細血管の増生および炎症性細胞浸潤を認めた（強拡大，HE染色）．

管の増生を認めた（**図4**）．また，皮下脂肪織において脂肪細胞は著しく小型化し，ヒアリン様物質の沈着，軽度の毛細血管の増生および炎症性細胞浸潤を認めた（**図5**）．

臨床経過および組織所見より，肥厚性瘢痕に対するステロイド局注による脂肪萎縮症と確定診断した．

治療と経過

術後瘢痕部は良好に治癒し，患者の整容的な満足も得られた．現在，術後9カ月経過するも再発は認めていない．

本症例のポイント

ステロイド局注による皮膚の萎縮と陥凹の出現は古くから知られており，1970年代までは多数の報告例がみられるが，近年ではあまり注目されていない[1]．

皮膚科領域におけるステロイドの局注は肥厚性瘢痕やケロイドの治療目的でよく用いられているが，その他，喘息，アレルギー性鼻炎，腱鞘炎など他科領域でも広く行われている手技である．

ステロイド局注による皮膚の萎縮と陥凹の発症原因としては，ステロイドによる脂肪分解促進，コラーゲン合成抑制，局所の血管収縮作用による組織の栄養障害などが考えられている[2]．一般的に水溶性ステロイドは吸収が早い．そのため持続的な効果を期待して，ケナコルトAをはじめとする局注用ステロイドは，ベンジルアルコール，ポリソルベート，カルボキシメチルセルロースを基剤としている．この剤型が皮膚の萎縮と陥凹に関与している可能性も指摘されている[1,3]．

同症は圧倒的に女性に多く，とくに10～30歳代，閉経前の女性に多い．その原因として，筋肉が薄いために局所注射されたステロイドが脂肪織に漏れ出しやすいことや，性ホルモンの関与などが推測されているが，明らかな原因は不明である[2]．

アレルギー性鼻炎などの加療としてステロイド筋注を行う際には，上腕部では筋肉層は薄いため，注射薬が真皮や脂肪織に移行しやすく不適であることから，臀部に行うのが最適とされている．加えて，太い注射針で深く注射し，同部位を揉まないことが推奨されている．

また，肥厚性瘢痕やケロイドに対して，ステロイド皮内注を行う際には，薬剤を使用時によく振り混ぜ，均一な懸濁液とし，適切な用量・濃度で使用する．当施設では，患者の年齢や患部などを考慮してケナコルトAを2～10倍に稀釈し，2～4週間隔を一つの目安として局注している．

薬剤が皮下脂肪織に流入しないように，病変部に確実に注射することも重要である．また，注射後患部を揉むことにより薬剤が深部に漏出する可能性があるため，患者に対しては，局注部位を揉まないように説明・指導する必要性がある．

自験例は，ステロイドの局注後に発症し診断は比較的容易であった．局注による皮膚の萎縮や陥凹は，ステロイド局注開始後1～6カ月程度で出現してくることが多く，適切な注射中止・終了の判断ならびに注意深い観察が必要である．予後について記載がある症例の大部分が1年以内に自然治癒しているものの[1,3]，脂肪織が著しく萎縮してしまった症例では注射後数年経っても回復しないという報告もあり，決して予後は楽観視できない．

皮膚の陥凹病変を認めた際には，まず同部位へのステロイド注射歴の確認を行うことが重要である．そのうえでの病理組織診が診断に有用であると思われた[4]．

ステロイドの局注は，上記のように適切な手法で行われさえすれば，脂肪萎縮などの副作用はほとんど来さない．さまざまな疾患に対して非常に有効な手技であるといえよう．

本症例は，第342回日本皮膚科学会岩手地方会（2008年6月，盛岡）において報告した．

■文献
1) 中島英貴ほか：西日皮膚 58: 405, 1996
2) 小坂素子ほか：臨皮 61: 791, 2007
3) 園田純子, 相馬良直, 溝口昌子：皮膚臨床 44: 1091, 2002
4) 新井真悟：J Visual Dermatol 4: 912, 2005

（櫻井英一，吉田亜希，前田文彦，赤坂俊英）

▶2章◀ ステロイド外用薬の副作用と，その誤解

①正確に覚えよう，ステロイド外用薬の副作用

C．その他の作用によるもの

7 酒皶様皮膚炎

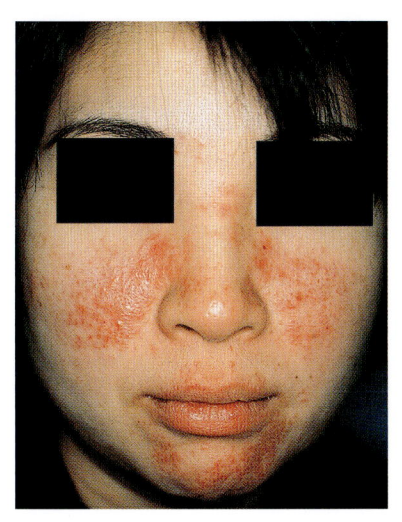

図1　36歳，女性[1]
頬部，下顎などに生じた紅斑，丘疹．

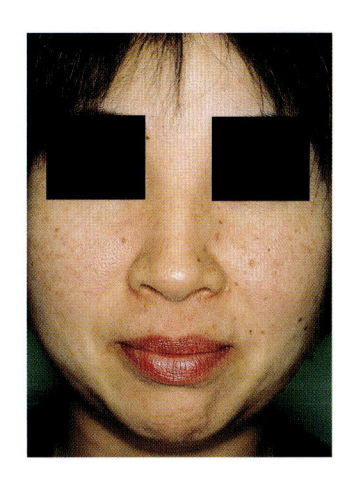

図2　タクロリムス軟膏外用6週間後の臨床像
ロコイドクリームを中止，タクロリムス軟膏外用とともにミノマイシン100 mg/日内服で，60日後には軽快した．

▶症　例

　顔の痒みに対し，近医で処方された酪酸ヒドロコルチゾン（ロコイド®クリーム）の外用が一時的に効果を発揮したものの，その後，皮膚症状は激しくなり，ロコイドクリームの中止で対応されたが，軽快しないため当科紹介初診（図1）．

▶鑑別疾患と臨床診断

　ロコイドクリームあるいは他の外用薬による接触皮膚炎，酒皶，毛包虫症，SLEの蝶形紅斑を含めた光線過敏反応などが鑑別にあげられる．

接触皮膚炎：ステロイド自体の接触皮膚炎も念頭に置いたうえで，その後用いられる可能性の高い非ステロイド系の外用薬の接触皮膚炎などを考えることは問診上重要なポイントだが，本症例では用いられておらず，臨床上も小水疱や漿液性丘疹がないことから否定的であった．
酒皶：鼻に症状が乏しいことから否定的と考えた．しかし，実臨床で経験する酒皶様皮膚炎は，ステロイド外用薬の塗布期間が比較的短い症例が少なくなく，酒皶素因が基礎に潜んでいるケースと考えられる．この症例もそのような考えからすれば，もともと酒皶だったといえるかもしれない．
光線過敏反応：下顎の症状は光線過敏ではお

39

こりにくいことから，これも否定された．
毛包虫症：もっとも注意すべきは，毛包虫症（→ p.41 参照）といえる．膿疱部より内容を採取し鏡検し，おびただしい毛包虫（*Demodex*）が観察されないことで否定された．本症例は典型的な酒皶様皮膚炎の臨床といえる．

治療と経過

　酒皶様皮膚炎の治療は，かつて難渋してきた先生方も多いと思われるが，最近はタクロリムス軟膏の登場でかなり治療が楽になったといえる．

　この症例も，タクロリムス軟膏の外用とミノサイクリン（ミノマイシン®）1日100 mgの内服により，60日間で軽快した**(図2)**．その後，ミノマイシンは中止し，タクロリムス軟膏の外用のみでフォローしていたが，はっきりした誘引なしに，症状の再燃を認め，そのつどミノマイシンの内服を併用している．

　この症例はアトピー性皮膚炎はなく，ロコイドクリームの使用量も，はっきりしなかったがそれほど多かったとはいえず，酒皶様皮膚炎を発症しやすいタイプ（酒皶素因）であったと推定している．

　タクロリムス軟膏の外用で酒皶様皮膚炎の発症の報告もあり，その頻度は不明であるが，ひとつには，この症例のような酒皶素因が強いタイプで，何らかの別の因子で悪化している可能性があり，その場合ミノマイシン内服の併用が必要になる．

　鑑別であげた毛包虫症も，タクロリムス軟膏では悪化してしまう傾向にあり，膿疱を認めた場合は，鏡検による*Demodex*の検出をこまめに行うべきと，筆者自身も何例かの悪化例を体験し，痛感している．

本症例のポイント

　酒皶様皮膚炎は，ステロイド外用薬の代表的な副作用として，常に念頭に置かねばなら

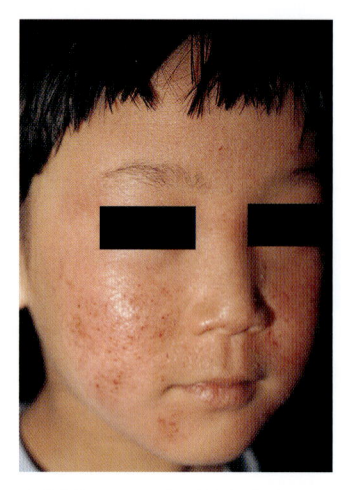

図3　別症例：アトピー性皮膚炎の小児に生じた酒皶様皮膚炎（東京大学医学部皮膚科の症例）

ない．しかし実際のところはステロイド外用が長期に渡るアトピー性皮膚炎で発症する例はそれほど多くなく，むしろ提示した症例のような，アトピー性皮膚炎ではなく，総外用量も少なめで，外用期間も短めなケースでよくみられるように思われる．酒皶様の反応をおこしやすい素因（酒皶素因）[2]が基盤にあり，そのようなタイプでは，注意を要するのではないかと考える．

　酒皶様皮膚炎にはタクロリムス軟膏が有効とされる一方，タクロリムス軟膏にも限界があり，ミノマイシンの併用内服が必要となる場合が少なくないことがポイントかもしれない．

　アトピー性皮膚炎の小児に生じた酒皶様皮膚炎の臨床像を別症例として提示する**(図3)**．東京大学医学部附属病院での古い症例で，長期に渡るステロイド外用薬の使用が原因と思われる例だが，このようなケースは，実はあまり筆者は経験がない．

■文献
1) 江藤隆史：J Visual Dermatol 3: 808, 2004
2) 片山一朗ほか：皮膚科学，文光堂，東京，p.631, 2006

（江藤隆史）

▶2章◀ ステロイド外用薬の副作用と,その誤解
①正確に覚えよう,ステロイド外用薬の副作用

C. その他の作用によるもの

8 デモデックス(毛包虫症)

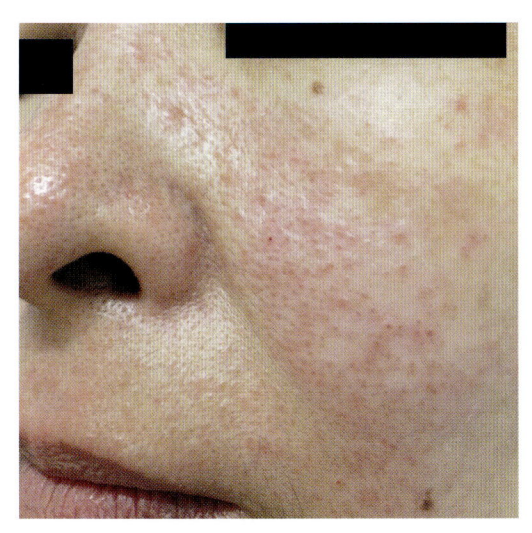

図1 54歳,女性,初診時臨床像
顔全体に,とくに両頬部・口囲を主体にびまん性紅斑・紅色丘疹および一部に膿疱形成を認めた.

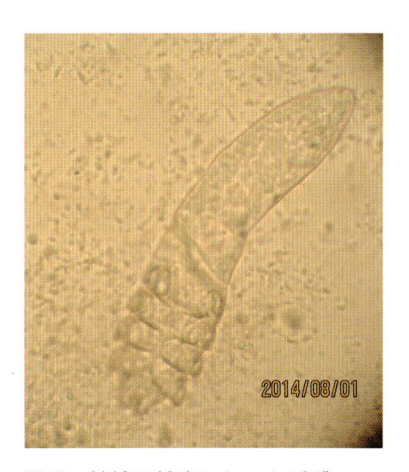

図2 鏡検で検出したニキビダニ
膿疱蓋を摘みとり鏡検したところ,多数のニキビダニを検出した.

▶ 症 例

　半年ほど前に家族に指摘され,下顎部の常色丘疹の出現に気がついた.徐々に顔全体に拡大したため近医皮膚科を受診.更年期に伴う皮膚障害といわれ,非ステロイド系外用薬(スタデルム®クリーム)を処方された.しかし,徐々に悪化してきたため当院を受診した.
　初診時,両頬部・口囲などにびまん性紅斑および丘疹があり,よく観察すると微かな膿疱(漿液性丘疹にしかみえない)も混じていた(図1).痒みおよび火照り感を伴っていた.既往歴・家族歴に特記すべきことはない.

　当初,酒皶の診断にて,当科で第一選択としているミノサイクリン(ミノマイシン®)内服(100 mg/日)とタクロリムス外用薬の外用を開始しようと考えたが,かすかな膿疱を認めたため,念のため鏡検を実施したところ,図2に示すニキビダニが多数検出されたため中止した.さまざまな臨床像を呈する毛包虫症を常に忘れてはならないといえる.

▶ 鑑別疾患

　眼周囲を除く前額部,鼻部,頬部,頤部に

41

①正確に覚えよう，ステロイド外用薬の副作用
⑧デモデックス（毛包虫症）

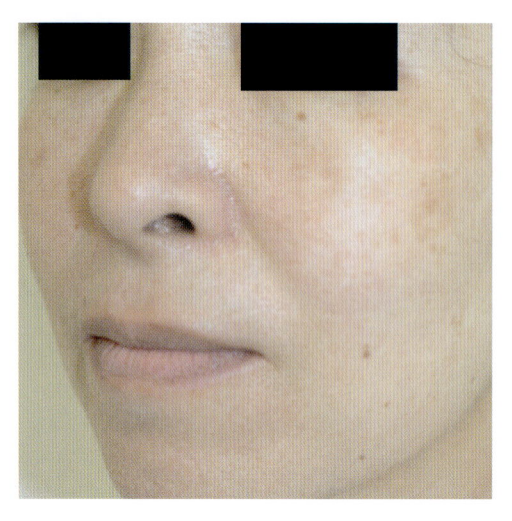

図3 タクロリムス外用治療開始時（初診時より1.5カ月後）の臨床像
ミノサイクリン，硫黄剤塗布1.5カ月で膿疱消失，丘疹平坦化，Demodex陰性となった．そのため上記投与を中止し，タクロリムス軟膏外用に切り替えた．

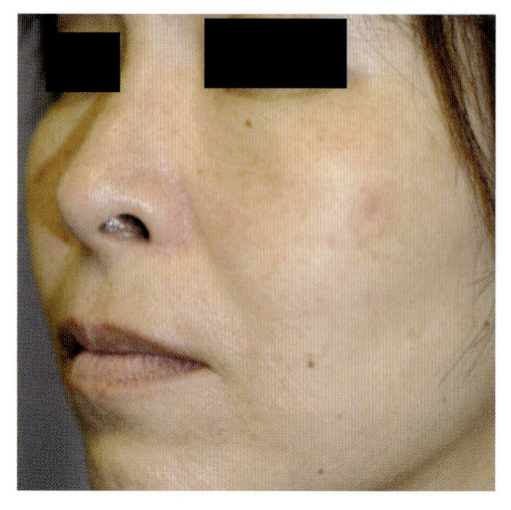

図4 タクロリムス外用治療終了時（初診時より3カ月後）の臨床像
再燃はなく順調なコントロールであった．

びまん性の紅斑がみられ，毛包にほぼ一致し半米粒大の紅色丘疹，かすかな膿疱が散在していた．臨床像より尋常性痤瘡，酒皶様皮膚炎，酒皶，毛包虫症，好酸球性膿疱性毛包炎（EPF），接触皮膚炎などが考えられた．

▶確定診断

頰部の小膿疱より，膿疱蓋を異物鑷子で摘み取り鏡検したところ，一視野（弱拡大，10 × 4）に3虫体のニキビダニ（*Demodex follixulorum*）を認め（**図2**），毛包虫症と診断した．

▶治療と経過

ミノサイクリン100 mg/日内服，硫黄剤（イオウカンフルローション）を1日2回塗布させたところ，6週間後には**図3**に示すように膿疱は消失，丘疹も平坦化し，毛包虫も検出できなかった．びまん性紅斑は残存しており，ミノサイクリン内服継続のままタクロリムス軟膏外用に変更したところ，治療開始8週後の再診時には紅斑も改善し，明らかな再燃を認めず略治と判断した．

その後は，タクロリムス軟膏外用のみを継続し，治療開始3カ月後も，**図4**に示すように再燃なく順調なコントロールであった．

▶本症例のポイント

毛包虫はニキビダニ属（Demodex）に属し，あらゆる哺乳動物に特異的な種がある．ヒトの場合には，*D. folliculorum*とコニキビダニ（*D. brevis*）の2種がある．ニキビダニの生息領域は毛包内の脂腺開口部付近，コニキビダニは脂腺内で，両者ともに皮脂腺に富む顔面，なかでも鼻唇溝，頤部，前額部，眼瞼などに寄生が多い（**図5**）．

毛包虫は常在ダニであり，病原性には賛否

42

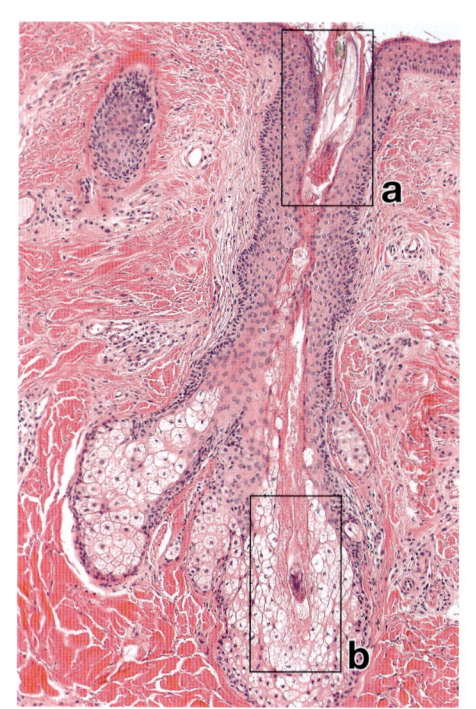

図5 参考：ニキビダニの病理組織像[7]
a：ニキビダニ，b：コニキビダニ
（東京女子医科大学皮膚科：常深祐一郎先生のご厚意による）

両論がある．宿主側の条件により過剰に増殖し皮疹を生じ，毛包虫症と呼ばれる．副腎皮質ホルモン（ステロイド）薬の外用，HIVなど何らかの免疫抑制状態が増殖要因にあげられている[1]．

Zhaoら[2]はニキビダニの過剰寄生に関して，健常対照に比べて酒皶では8.1，酒皶様皮膚炎は2.7，脂漏性皮膚炎では2.2のオッズ比が認められたと報告している．皮膚症状は多彩で，安藤ら[3]は9種類の病型（痤瘡型，酒皶型，混合型，湿疹型，疥癬型，眼瞼炎型，毛瘡型，水疱型，膿痂疹型）に分けている．本症例は，図1に示した臨床像から酒皶型毛包虫症にあたると思われ，日常診療で見逃されやすいケースではないかと筆者は考えている．

◆ タクロリムス軟膏による酒皶様皮膚炎の可能性は？

タクロリムス軟膏外用後に生じた毛包虫性痤瘡の報告が散見されるが，タクロリムス軟膏使用成績調査によると副作用として痤瘡および痤瘡様皮疹は2.2％であり，毛包虫性痤瘡は1例と少ない[4]．タクロリムス軟膏により局所の免疫が抑制されることで毛包虫が増加するとも考えられていて，タクロリムス軟膏による酒皶様皮膚炎症例の報告[5]もあるが，当科では，硫黄剤による駆虫が適宜行われれば，抗炎症作用目的としてミノマイシン内服を頓用しながら，タクロリムス軟膏の外用にて，酒皶あるいは酒皶様皮膚炎を良好にコントロールできると考え，治療の第1選択にしている[6]．

毛包虫症を常に念頭にフォローしていれば，ステロイド外用に比べて，タクロリムス軟膏の外用は，漫然とした継続を中止すべきではなく，短期間の中断と硫黄剤外用で対応すれば，継続すべきと考えている．タクロリムス軟膏は酒皶の寛解維持には，最適であり，悪化時はミノマイシンの内服でコントロールし，唯一の一時休薬のポイントは毛包虫症の合併時と筆者は考えている．

◆ ステロイド外用とニキビダニ

ステロイド外用の副作用でもっとも注意しなければならない酒皶様皮膚炎は前項で述べたが，その鑑別診断においてもっとも注意すべきは，毛包虫症と強調した．ステロイド外用中に急激な悪化をみた場合，酒皶様皮膚炎かステロイドアクネをまず考えることが多く，ミノサイクリン内服が著効する馬鹿の一つ覚えをくり返している筆者だが，唯一失敗するのが毛包虫症を見逃したときと反省している．

常に忘れてはならないステロイド外用薬の副作用のひとつとして，そして鏡検するだけ

①正確に覚えよう，ステロイド外用薬の副作用
⑧デモテックス

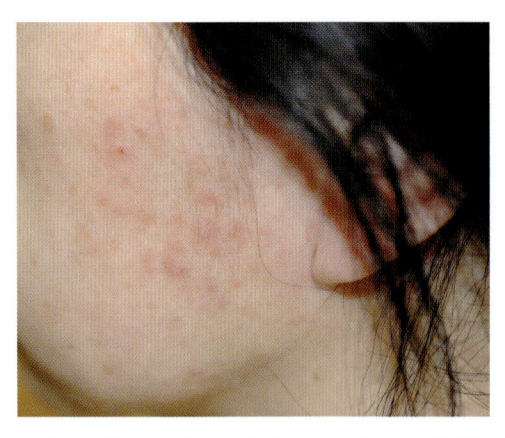

図6 ステロイド外用中に発症した毛包虫症例（1）
53歳，女性．耳周囲の皮膚炎に吉草酸ベタメタゾン（リンデロン®V軟膏）を外用中，徐々に頰に皮膚症状が拡大してきた．顔面白癬を疑って鏡検したところ糸状菌は検出されず，おびただしい数の毛包虫が検出された．

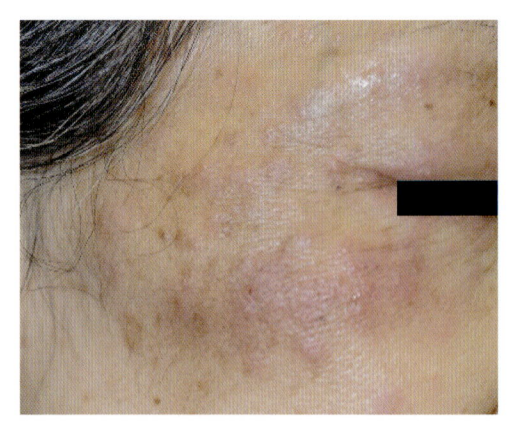

図7 ステロイド外用中に発症した毛包虫症例（2）
70歳，女性．脂漏性皮膚炎の診断で酪酸ヒドロコルチゾン（ロコイド®クリーム）を外用中，症状悪化．鏡検にて多数の毛包虫を検出．イオウ剤にて速やかに症状は改善した．

ですぐ診断できる安易な鑑別診断として，毛包虫症は覚えておくべきものと強調しておきたい．**図6・7**にステロイド外用薬使用中に発症してしまった毛包虫症の自験例2例を供覧した．

本項は，西村みずき，江藤隆史：J Visual Dermatol 13: 1326-1328, 2014 を，形を変えて再録した．

■文献
1) 最新皮膚科学大系 16: 玉置邦彦（編），中山書店，東京，p.67, 2003
2) Zhao YE et al: Arch Dermatol 146: 896, 2010
3) 安藤仁平 ほか：皮性誌 22: 193, 1921
4) 角田孝彦，小泉裕子：皮膚臨床 45: 1545, 2003
5) 入澤亮吉：J Visual Dermatol 13: 902, 2014
6) 江藤隆史：J Visual Dermatol 13: 890, 2014
7) 常深祐一郎：あれだ！即答トレーニング 皮膚病理診断，学研メディカル秀潤社，東京，p.147, 2013

（西村みずき，江藤隆史）

▶2章◀ **ステロイド外用薬の副作用と, その誤解**
①正確に覚えよう, ステロイド外用薬の副作用

C. その他の作用によるもの
9 口囲皮膚炎

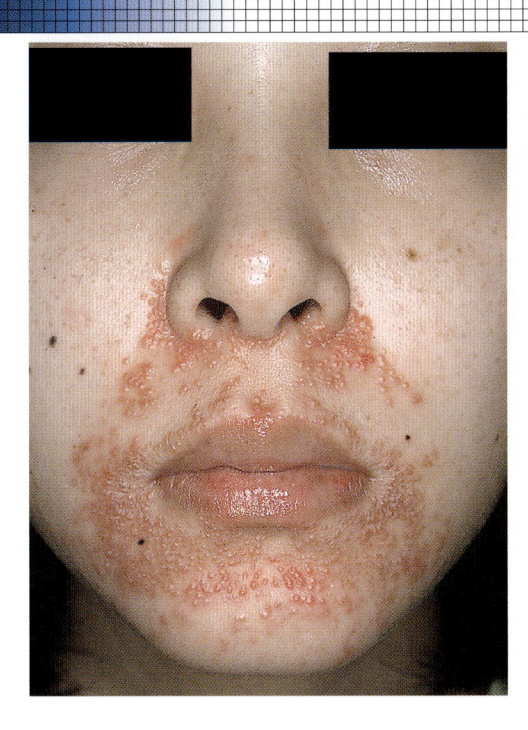

図1 24歳, 女性
口囲とオトガイ, 鼻唇溝に粟粒大の紅色丘疹が集簇融合している. 丘疹は光沢があり, 一部に膿疱が混在する. 自覚症状はない.

▶ 症 例

2カ月前より口囲に数個, 丘疹が出現し, フルオシノロンアセトニド（フルコート®）軟膏を購入し外用していた. 徐々に増数・拡大したため近医を受診したが改善なく, 学校も休むようになり当科を受診した（**図1**）.

▶ 鑑別疾患

口囲に多発する紅色丘疹をみた場合, 口囲皮膚炎の他に尋常性痤瘡, 酒皶, 毛包虫性痤瘡, 顔面播種状粟粒性狼瘡, 酒皶様皮膚炎などが鑑別にあがる.

尋常性痤瘡は思春期男女の顔面や胸背部に生じる. 面皰にはじまり, 炎症を伴って紅色丘疹, 膿疱となる. 紅色丘疹は毛包に一致し, 円錐形である. 炎症が長期化し深部に波及すると硬結・膿瘍を形成し, 治療後に瘢痕や色素沈着を残す.

酒皶は中年以降に発症し, 重症度により紅斑性酒皶（第1度酒皶）, 酒皶性痤瘡（第2度酒皶）, 鼻瘤（第3度酒皶）の3つに分類される. 紅斑性酒皶では鼻・頬・眉間・前額にほてりを伴う持続性の潮紅がみられる（**図2**）. 毛細血管拡張, 脂性の光沢を伴う.

①正確に覚えよう，ステロイド外用薬の副作用
⑨口囲皮膚炎

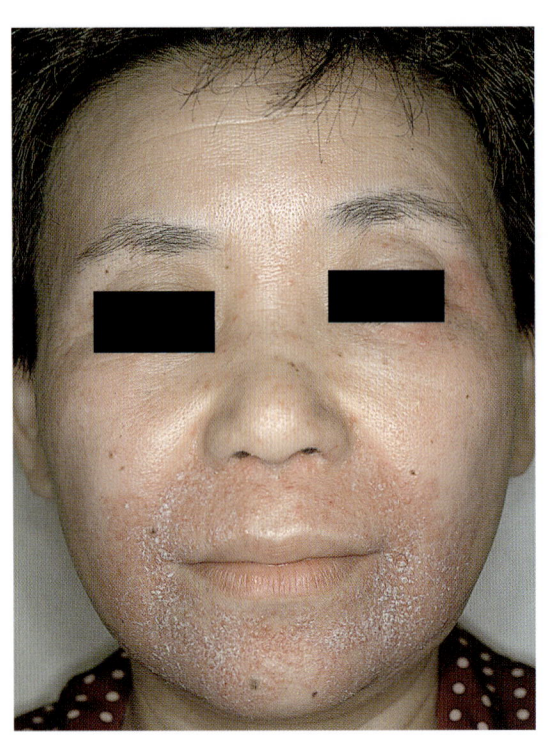

図2　別症例1：44歳，女性
2年前，赤い丘疹が出現した．近所の皮膚科にて3カ月に一度，容器入りの薬をもらい外用していた．3週前より口囲に発赤が生じてきたため受診した．口囲から鼻唇溝にかけて粟粒大の紅色丘が集簇融合し局面をなしている．粃糠様鱗屑を伴う．痛痒い．眼囲にも紅斑と丘疹がみられる．

進行すると，びまん性の潮紅の上に毛孔一致性の丘疹，膿疱が生じる（酒皶性痤瘡）．さらに進行すると，鼻が凹凸不整な腫瘤状に増殖し，毛孔が開大し，脂性光沢が著明になる．酒皶は慢性に経過し，進行性で難治である．

毛包虫性痤瘡は，毛包虫の病原性についていまだ議論のあるところである．毛包虫はヒトの毛包脂腺系に寄生するダニで，膿疱や毛包内容を圧して顕微鏡下で観察して検出される．イオウカンフルローションやクロタミトン軟膏が有効である．

顔面播種状粟粒性狼瘡は眼瞼・頰・鼻唇溝に充実性小丘疹が多発する．硝子圧法で圧迫すると黄色を呈することが診断的価値がある．治癒後には陥凹性瘢痕を残す．

酒皶様皮膚炎はステロイド外用剤の長期連用によりおこる．顔面，とくに両頰部を主体に毛細血管拡張・潮紅・丘疹・膿疱・落屑を生じる．痒みはなく灼熱感を伴う．難治性である．

▶臨床診断

本症例は，口囲・オトガイ・鼻唇溝に粟粒大の紅色丘疹が多発し，ステロイド外用薬の使用歴があることより口囲皮膚炎と診断した．

▶治療と経過

フルコート軟膏の外用を中止し，塩酸デメチルクロルテトラサイクリン（レダマイシン®）300 mg/日の内服とナジフロキサシン（アクアチム®）クリームの外用により，約2カ月で色素沈着を残して皮疹は消褪した．

▶本症例のポイント

口囲皮膚炎は，1957年FrumessとLewisにより報告されたのがはじめとされている．

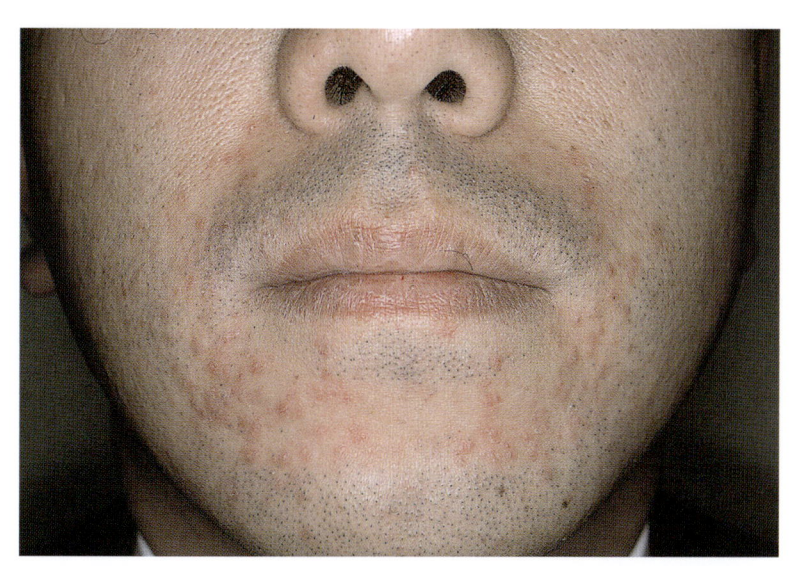

図3　別症例2：37歳，男性
4カ月前より口囲に赤い丘疹が出現し，リドメックスコーワ®軟膏を薬局で買い外用していた．口囲から鼻唇溝にかけて粟粒大の紅色丘疹が集簇融合している．

口囲，鼻唇溝，オトガイに粟粒大の紅色丘疹が多発する（図3）．

臨床症状からつけられた病名であるため原因は多彩であり，皮膚表面の細菌叢の変化や毛包虫の増殖，経口避妊薬，月経や妊娠，日光曝露などがあげられているが，典型例はステロイドの外用によるものである．痤瘡と異なり面皰は伴わず，紅色丘疹は小型で大きさがそろっている．また，丘疹は鮮紅色で光沢があり，集簇融合する．膿疱よりも丘疹主体であることも特徴である．症例によっては，潮紅や丘疹が頬部，前額，眉間まで広がり，酒皶様皮膚炎としてもよい臨床像を呈することがある．

治療はまずステロイドの外用を中止する．中止後約2週は反跳現象がおこり，急激に紅斑と腫脹が悪化し，強い痒みや灼熱感を伴う．このことを患者に十分説明し，不安を軽減することが大切である．テトラサイクリン系抗生剤の内服が有効である．

また，近年，タクロリムス軟膏を使用した症例が報告されている．

■参考文献
1) 盛山吉弘，佐藤貴浩，横関博雄：皮膚病診療 27：369, 2005

（岸 晶子，大原國章）

▶2章◀ **ステロイド外用薬の副作用と，その誤解**
①正確に覚えよう，ステロイド外用薬の副作用

C. その他の作用によるもの

10 ステロイド緑内障

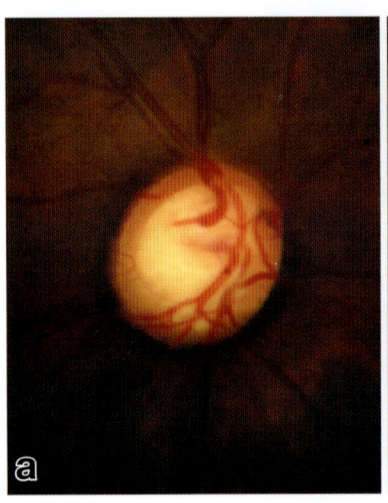

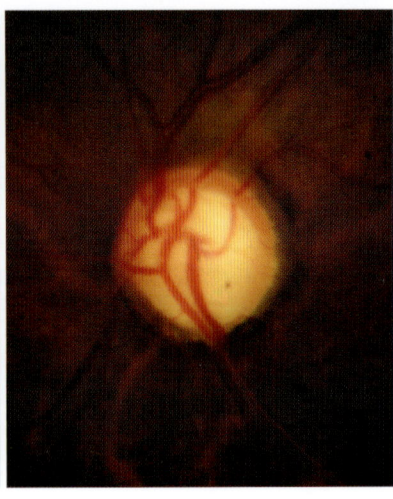

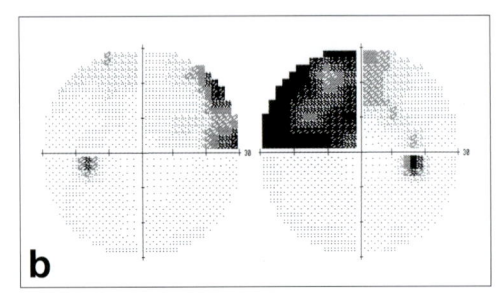

図1　40歳，男性．2005年8月初診
視神経乳頭以外の眼底には異常はみられない．前房隅角は正常．
(a) 視神経乳頭（右眼，左眼）．緑内障性萎縮がとくに下方で著明．実際の診療では両眼視で立体的に観察する．
(b) 視野（Humphrey 静的自動視野計・中心30度，左眼，右眼）．視神経乳頭所見に対応して，鼻上側の視野に異常がある（図の右側が被験者からみた右側にあたる）．

▶症　例

　20歳時にアトピー性皮膚炎を発症し，眼瞼にも長くステロイド外用薬を使っていた．3年前に緑内障と診断された．ステロイド治療に拒否的となり，皮膚症状が悪化，某病院皮膚科に入院した．入院中に同院眼科を受診している．

　緑内障については他医に通院しており，眼圧下降剤を点眼していた．眼圧は左右とも14 mmHgで正常だが，点眼開始前には右24 mmHg，左25 mmHgと高値だった．本人によれば，ステロイド薬中断時には眼圧は低かったという．
　視力は良好で，視野異常は自覚していない．

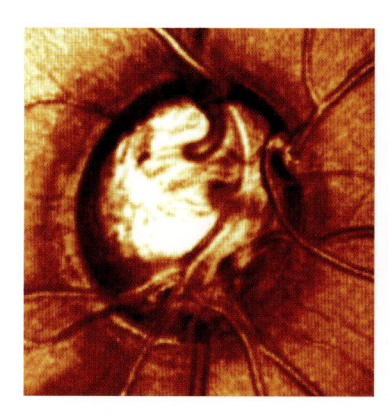

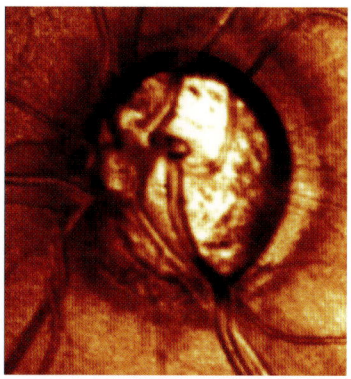

図2 走査レーザー検眼鏡（Heidelberg Retina Tomograph）でみた視神経乳頭（右眼，左眼）

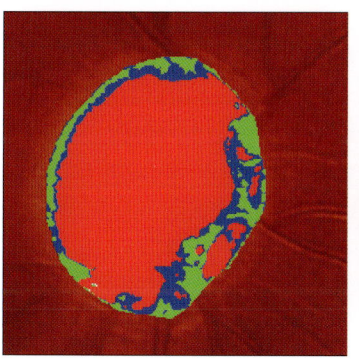

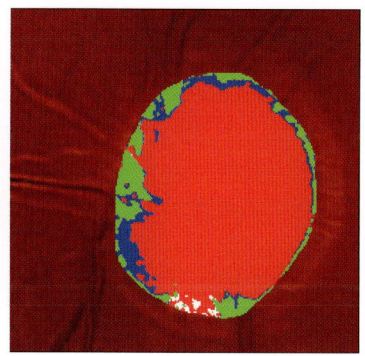

図3 同機による視神経乳頭の立体解析（右眼，左眼）
神経線維がある縁取りの部分（rim：青・緑色で示される）が薄くなり，陥凹（cup：赤色で表示）が拡大している．下方，視野欠損に相当する部分でrimが消失している．

鑑別疾患と臨床診断

　緑内障の診断では，視神経がどの程度障害されているかをまず判断しなければならない．本症例のように，視神経乳頭に特有の形態変化があり，視野がそれに対応して異常であれば，緑内障による障害（緑内障性視神経症）があるとする**（図1a，b）**．

　この例では高眼圧の既往が確認されていて参考になるが，眼圧は高いとは限らない．正常眼圧でも緑内障になりうることが知られているし，ステロイド緑内障では眼圧が下がることもありうる．診断時点での眼圧は障害の蓄積を反映しない．

　ステロイド緑内障や原発開放隅角緑内障では，ほかに症状・所見はないのが普通なので，鑑別診断は除外診断となる．前房隅角など眼球内を検索し，病歴とあわせて，ほかの眼圧上昇機序や，類似の障害を来す視神経疾患を除外する．

　この例ではステロイド外用薬による眼圧上昇が大きな要因であると推定される．ただし成因がそれだけとは断定できない．とくに原発開放隅角緑内障については，ステロイド緑内障と遺伝素因に重なりがあると考えられるので，合併している可能性は十分ある．成因を確定するには，高眼圧の確認のための眼圧下降剤の中止と，ステロイド薬に対する反応性についての試験投与が必要になる．

　しかし，本症例では治療を中止する負担を避けた．個々の症例での眼圧上昇とステロイド外用薬との関連は，ある程度の判断ができれば治療上は十分であろう．

治療と経過

　緑内障の進行防止策として唯一エビデンスがあるのは眼圧を下げることである[1]．ステ

ロイド緑内障については，可能な範囲で眼周囲へのステロイド投与を避け，そのうえで状態に応じて眼圧下降を考える．

本症例では，アトピー性皮膚炎には顔および首にはタクロリムス軟膏（プロトピック®），その他の部位にはステロイド外用薬を主に用い，よい状態を保っている．眼圧下降にはラタノプロスト（キサラタン®），塩酸カルテオロール（ミケラン®），ブリンゾラミド（エイゾプト®）の点眼を続けている．眼圧は 18 mmHg 程度で十分低いとはいえないが，視野障害の進行はない．現時点では手術的治療は考えていない．

本症例のポイント

ステロイド薬により眼圧上昇がおこるかどうかは遺伝的素因に依存し（ステロイドレスポンダー），ステロイド薬の強さも関係する．

視神経に障害がなければ，短期間の眼圧上昇は問題にならないので，ステロイド緑内障で深刻な事態になる例は多くはない．

しかし一方で，少数の不幸な例を見落とさず，治療に結びつけるのは容易ではない．個々の症例でどの程度眼圧が上がるかは予測できないし，一般的には自覚症状がないので，眼底検査や視野検査で積極的に検索しなければならない（図2，3）．

本症例では視野変化は初期で，それによる不自由はない．しかし視神経乳頭の変化はかなり進んでいる．進行した緑内障に対しては，初期の場合よりもより眼圧を下げる必要があり，治療の選択肢が狭くなる．眼周囲にステロイド薬を投与するならば眼科的な評価をしておいたほうがよい．この例はそれを示している．

ステロイド緑内障は，誤解されやすい疾患である．「緑内障イコール失明」「緑内障にはステロイドはいけない」といった短絡的な受け取り方をされ，治療に支障を来すこともある．

発見が早ければ，緑内障の予後は決して悪くはない．ステロイド薬を使わなければ治療ができない緑内障もあるし，ステロイドレスポンダーにステロイド薬を用いることもありうる．視神経・視野の状態を評価し，眼圧を測りながらであれば，ステロイド投与は禁忌とはいえない．

アトピー性皮膚炎でとくにいえることだが，眼の周囲の状態がよければ眼へのリスクも減る．十分な皮膚科的治療は眼のためにもなる．

ステロイド緑内障による悲惨な結果を避けるには，眼圧測定だけでなく，眼科医による視神経乳頭の評価を行うのがよい．若い層の多忙な患者にも眼の検査の動機づけができるよう，日ごろから眼科医との意思疎通をお願いしたい．

■文献
1) 日本緑内障学会：日眼会誌 116: 3, 2012

（内田研一）

▶2章◀ ステロイド外用薬の副作用と, その誤解
①正確に覚えよう, ステロイド外用薬の副作用

C. その他の作用によるもの

11 吉草酸酢酸プレドニゾロン軟膏による接触皮膚炎

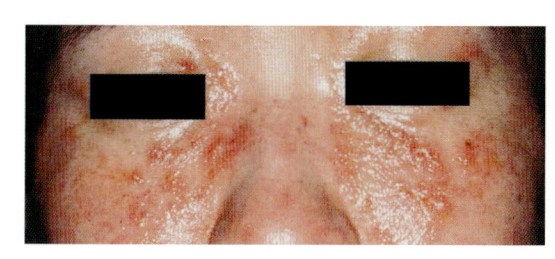

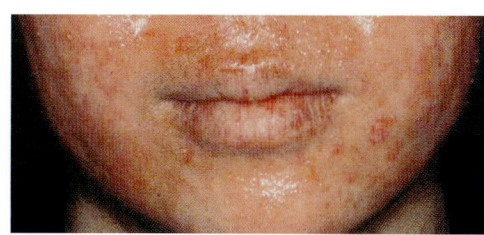

図1 21歳, 女性
顔面全体に紅斑, 丘疹, 膿疱, 腫脹を認める.

▶症例

患者はアトピー性皮膚炎で当科に外来通院中であった. 顔面の皮疹が増悪し, 酒皶様皮膚炎を疑い入院加療を行った. 退院後ステロイド外用薬を中止し3カ月経過したが, 改善に乏しいためアトピー性皮膚炎の増悪であった可能性を考え, 吉草酸酢酸プレドニゾロン (リドメックス® コーワ軟膏) の外用を開始した. その後顔面の皮疹は増悪と寛解をくり返し, リドメックスコーワ軟膏外用開始から約4カ月後, 突然顔面の皮疹が増悪し当科を再診した(**図1**).

▶鑑別疾患

顔面全体の紅斑と膿疱より, 普段使用している化粧品による接触皮膚炎を疑った. また, リドメックスコーワ軟膏を外用しているのにもかかわらず, 皮疹が増悪したため, リドメックスコーワ軟膏による接触皮膚炎を考えパッチテストを施行した.

▶パッチテスト・臨床診断

精査のため48時間closed testを行った. 方法はFinn-chamber® on Scanpor tape®を用いて患者の背部に試料を48時間閉鎖貼布した. ユニット除去1時間後に1回目の判定 (48時間判定) を行い, その24時間後に2回目の判定 (72時間判定), 1週間後に3回目の判定を行った. 判定には国際接触皮膚炎研究班 (ICDRG) 基準を用い, 72時間または1週間後に＋以上であったものを陽性とした.

結果はリドメックスコーワ軟膏, リドメックスコーワローションで陽性反応を認めた. その後成分パッチテストを行い, リドメックスコーワ軟膏の主剤である吉草酸酢酸プレドニゾロン0.01％ pet. に72時間判定で＋ (ICDRG基準) を認め, 本例を吉草酸酢酸プレドニゾロンによる接触皮膚炎と診断した.

表　交叉反応によるコルチコステロイドの4分類

Class A (Hydrocortisone type)	Class C (Betamethasone type (吉草酸塩でない))
・Hydrocortisone with C17 and/or C21-acetate ester ・Tixocortol pivalate ・Prednisone ＋/－ acetate ・Methylprednisolone ＋/－ acetate ・Cloprednol ・Fludrocortisone acetate	・Betamethasone and disodium phosphate ・Dexamethasone and disodium phosphate ・Flucortolone ・Desoximethasone ・Clocortolone pivalate ・Rimexolon

Class B (Triamcinolone type)	Class D1 （化学変化をおこしにくい）
・Triamcinolone asetonide or alcohol ・Amcinonide ・Fluocinolone acetonide ・Budesonide ・Halcinonide ・Fluocinonide ・Desonide ・Flunisolide ・Procinonide ・Flucloronide acetonide	・Clobetasol propionate and butyrate ・Betamethasone valerate and dipropinate ・Flucortolone hexanoate and pivalate ・Aclomethasone dipropionate ・Diflorasone diacetate ・Fluticasone propionate ・Memethasone furoate ・Beclomethasone dipropionate

	Class D2 （化学変化をおこしやすい）
	・Hydrocortisone-17-butyrate and 17-aceponate and 17-buteprate ・Prednicarbate

▶治療と経過

　リドメックスコーワ軟膏の使用を中止し，顔面は吉草酸ジフルコルトロン（ネリゾナ®ユニバーサルクリーム）の外用とし，プレドニゾロン（プレドニン®錠）15 mg/日の内服を開始した．症状軽快とともにプレドニン錠を漸減し，フマル酸ケトチフェン（ザジテン®カプセル）とd-マレイン酸クロルフェニラミン（ポララミン®錠）を追加した．使用できる外用薬の検索のため，ほかのステロイド外用薬や保湿剤や，かぶれやすい体質を考慮しジャパニーズスタンダードも貼布した．またシャンプーをした翌日に痒みが増すという訴えがあり，持参のシャンプーや化粧品もパッチテストを追加で行った．その結果ザーネ®軟膏は72時間判定で2＋（ICDRG基準），ラノリンアルコールと持参シャンプーには72時間判定で＋（ICDRG基準）を示した．ほかのステロイド外用薬や非ステロイド外用薬は陰性であった．パッチテストの結果をふまえ，増悪因子を除去しアトピー性皮膚炎の治療を行ったところ，以前ほどの増悪はなくなり，おおむね皮疹のコントロールは良好となった．

▶本症例のポイント

　ステロイド外用薬を使用しても，皮疹の改善がないか増悪した場合は，使用しているステロイド外用薬による接触皮膚炎を疑う．診断にはパッチテストを行う．まず使用しているステロイド外用薬と今後使用する可能性がある外用薬を as is で貼布する．その結果，使用中のステロイド外用薬に陽性を認めた場合，経過と一致しているか，中止により皮疹

の改善があるかを確認する．次に陽性となったステロイド外用薬の成分パッチテストを行い，原因抗原は主剤か基剤かまたは添加物かを確認する．

その他の注意点として，ステロイド外用薬は一般に陽性反応の出現が通常の抗原よりも遅いため，1週間判定まで行う必要がある．本症例は72時間で陽性を示したが，72時間で陰性であっても1週間後まで確認を行う[1]．治療には実際にパッチテストを行い陰性であったステロイド外用薬を使用する．

ステロイド外用薬は交叉反応の頻度より4つのグループに分類される**(表)**．このうちClass A，B，Dは交叉反応をおこすと報告されている[1]．またステロイド外用薬アレルギーには，Narrow corticosteroid allergyの場合とBroad corticosteroid allergyの場合があるとされている．前者は1つか2つのステロイド外用薬しか接触皮膚炎を発症せず，同じグループのステロイドでも交叉反応しない．後者は多くのステロイドに交叉反応し，Class A，B，Cに反応した例が報告されている[1]．以上を考慮すると患者がどのステロイド外用薬に反応するかは，実際にパッチテストをしなければわからないと考えられる．

本症例はアトピー性皮膚炎にリドメックス軟膏や，シャンプーの接触皮膚炎が合併した症例である．このように皮疹の増悪に3つの要素が関係していたため，パッチテストを数回行い確実に悪化因子を除去することにより，皮疹のコントロールが良好となった．本症例の診断および治療にはパッチテストが必須であったといえる．

本症例は共著者の松永が過去に報告した症例である[2]．

■文献

1) Riechel RL et al: Ficher's Contact dermatitis, 5th ed, Williams & Wilkins, Philadelphia, p.782, 2001
2) Matsunaga K et al: Environ Dermatol 1: 55, 1994
3) JAPIC: 財団法人日本医薬情報センター 医療用医薬品データベース http://www.genome.jp/kusuri/japic/search
4) Frosch PJ et al: Contact dermatitis, 4th ed, Springer, Germany, p.468, 2006

（稲葉弥寿子，松永佳世子）

▶2章◀ ステロイド外用薬の副作用と,その誤解
①正確に覚えよう,ステロイド外用薬の副作用

C. その他の作用によるもの

12 フラジオマイシン硫酸塩・メチルプレドニゾロン眼軟膏による接触皮膚炎

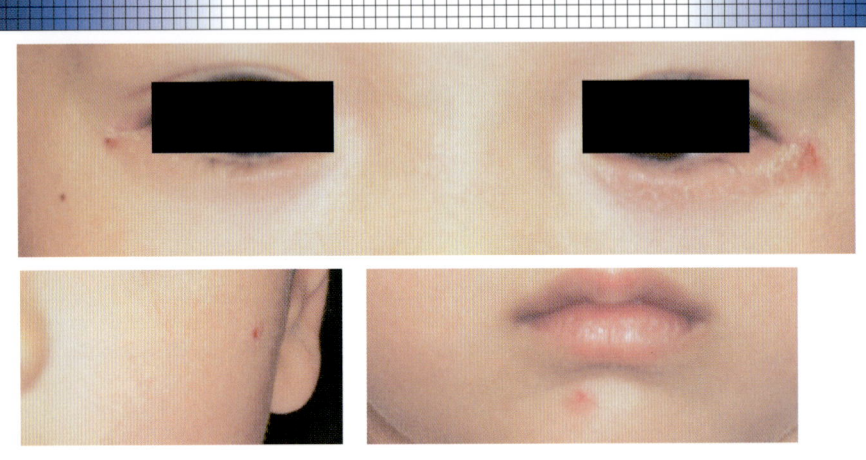

図1　4歳,男児
両下眼瞼に痒みを伴う紅斑と丘疹があり,左下眼瞼には苔癬化を認めた.左頰部と頤に小びらんを認めた.

▼症　例

　1年前より目と眼瞼の痒みで近医眼科よりアレルギー性結膜炎の可能性を指摘され,フラジオマイシン硫酸塩・メチルプレドニゾロン眼軟膏(ネオメドロール®EE軟膏)の外用とフルオロメトロン(フルメトロン®)点眼液の点眼を行っていた.初期は外用1週間で改善したが,3カ月経過したころより外用継続で紅斑が増悪した.中止すると紅斑は多少改善するが再燃するので,初診1カ月前よりベタメタゾンリン酸エステルナトリウム・フラジオマイシン硫酸塩軟膏(リンデロン®A軟膏)に変更されたが改善しなかった.初診3日前から顔面を搔破し,左頰部と顎部にもびらんができたため当科を紹介され受診した(図1).

既往歴: アレルギー性鼻炎.血液検査でスギ,ハルガヤ,ヒノキ,アルテルナリアに陽性.

▼臨床症状

　①1年以上続く眼瞼に限局した湿疹,②接触皮膚炎の頻度が高いネオメドロールEE軟膏を外用し,さらにその原因と考えられるフラジオマイシン硫酸塩を含むリンデロンA軟膏を外用し軽快しない点を考え,使用外用薬によるアレルギー性接触皮膚炎を考えた.また,年齢が4歳である点,搔破し急速にびらんが拡大した点も考慮し,伝染性膿痂疹の合併を考えた.

表 48時間 closed test の結果

試料	濃度基剤	48 hrs	72 hrs	1W
硫酸フラジオマイシン	20% pet.	＋	＋	＋
ゲンタマイシン	20% pet.	＋	＋	＋
ストレプトマイシン	5% pet.	＋	＋	＋
ネオメドロール®EE軟膏	as is	－	－	－
リンデロン®A軟膏	as is	－	－	－

pet: petrolatum　　　（ICDRG基準）

パッチテスト・臨床診断

精査のため 48 時間 closed test を行った．方法は Finn-Chamber® on Scanpor tape® を用いて患者の背部に試料を 48 時間閉鎖貼布した．ユニット除去 1 時間後に 1 回目の判定（48 時間判定）を行い，その 24 時間後に 2 回目の判定（72 時間判定），1 週間後に 3 回目の判定を行った．判定には国際接触皮膚炎研究班（ICDRG）基準を用い，72 時間または 1 週間後に＋以上であったものを陽性とした．

結果は硫酸フラジオマイシン（20% pet.），ゲンタマイシン（20% pet.），ストレプトマイシン（5% pet.）に陽性を示した．ネオメドロール EE 軟膏，リンデロン A 軟膏，Paraben mix, Lanolin alcohol は陰性だった（表）．以上によりアレルギー性接触皮膚炎の原因は，ステロイド外用薬に含まれた硫酸フラジオマイシンと考えた．また，伝染性膿痂症の合併と診断した．

治療と経過

外用薬を，硫酸フラジオマイシンを含有しない酢酸プレドニゾロン（プレドニン®）眼軟膏に変更し，また伝染性膿痂疹に対してナジフロキサシン（アクアチム®）クリームの外用を行った．症状は軽快したが，眼瞼周囲の痒みは継続している．

本症例のポイント

本症例は，経過及び臨床症状より外用薬によるアレルギー性接触皮膚炎を疑い，パッチテストで診断した．しかし使用した外用薬は陰性であった．この理由として眼瞼と背部の皮膚の厚さの違いによる経皮吸収の差が考えられる．製剤中の硫酸フラジオマイシンの濃度は 0.35% と低く，薄い眼瞼では湿疹を誘発したが背部では反応しなかったと考えられる．したがって眼軟膏に含有された硫酸フラジオマイシンによる眼瞼周囲のアレルギー性接触皮膚炎を疑ってパッチテストを行う場合は，実際の含有濃度よりも高い濃度でも貼布しなくてはならない．推奨の濃度は 20% pet. とされ[1]，当科ではジャパニーズスタンダードシリーズの 20% pet. の硫酸フラジオマイシンを利用している．

日本接触皮膚炎学会参加 26 施設共同研究による 1999 年の 1 年間におけるパッチテストの陽性率の集計によれば，ジャパニーズスタンダードに金チオ硫酸ナトリウムを加えた 26 種類のうち，硫酸フラジオマイシンは第 7 位であったと報告されている[2]．このように感作率が高い理由として，まず多くの外用薬に配合されているため[3]，接触頻度が高いことがあげられる．また抗生剤であるため，

手術創や傷に使用され，ステロイドに含まれた場合は湿疹部位等バリア機能が低下した部位にくり返し塗布される．したがって抗原が容易に真皮に到達し感作されてしまうと考える．

硫酸フラジオマイシンによるアレルギー性接触皮膚炎を防ぐためには，必要のない部位に外用しないことが大切である．本症例は眼周囲の痒みであり治療に抗生剤は不要であった可能性が高い．この場合は硫酸フラジオマイシンが含まれないプレドニン眼軟膏の使用がより適切であったと考えられる．

硫酸フラジオマイシンは他のアミノグリコシド系抗生物質に対し交叉感作が証明されている[4]．本例もストレプトマイシンにパッチテストで陽性を示した．患者には今後外用薬を使用する場合には必ず成分を確認し，アミノグリコシド系抗生剤が含まれる外用薬は使用しないように指導することも大切である．

本症例は外用をプレドニン眼軟膏に変更することで皮膚症状は軽快したが，眼瞼の痒みは残存している．患者はイネ科のハルガヤにアレルギーがあり，花粉皮膚炎や日光により痒みが増加するとの訴えより，骨髄性プロトポルフィリン症を疑い精査中である．

さまざまな要因が考えられる症例では，パッチテストを行い確定診断されていると，悪化要因の一つを確実に除外でき，その後の治療に有益である．アレルギー性接触皮膚炎を疑う患者には積極的なパッチテストの施行が必要である．

■文献

1) Riechel RL et al: Ficher's Contact dermatitis, 5th ed, Williams & Wilkins, Philadelphia, p.782, 2001
2) Sugiura M: Environ Dermatol 9: p.105, 2002
3) JAPIC：財団法人日本医薬情報センター医療用医薬品データベース http://www.genome.jp/kusuri/japic/search
4) Frosch PJ et al: Contact dermatitis, 4th ed, Springer, Germany, p.468, 2006

（稲葉弥寿子，伊佐見真実子，松永佳世子）

▶2章◀ ステロイド外用薬の副作用と，その誤解
①正確に覚えよう，ステロイド外用薬の副作用

C．その他の作用によるもの

13 その他の副作用（紫斑，痤瘡など）

その他のステロイド外用薬の副作用

　ステロイド外用薬の局所的な副作用としては，表に示したようなものがあげられる．
　本項では，今までの項で取り上げられなかった表中の副作用を，いくつか取り上げてみる．

ステロイド紫斑

　図1は，ステロイド紫斑を示す．皮膚萎縮の項（→p.24）でも述べたが，高齢者では頻度が高く，ステロイド外用薬の関与がなくても老人性紫斑として前腕部に紫斑がよく現れ，患者を悩ませる．ステロイド外用中ならそのランクを下げるなどの工夫が必要にな

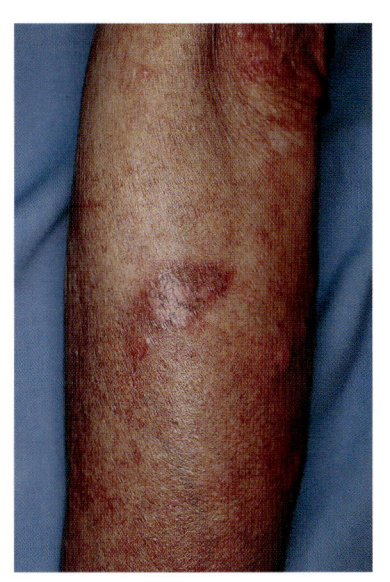

表　ステロイド外用薬の主な局所副作用
（幸田らの分類を改変）

Ⅰ．細胞ないし線維増生抑制作用によるもの
　1．皮膚萎縮
　2．皮膚萎縮線条
　3．乾皮症ないし魚鱗癬様変化
　4．創傷修復遅延
　5．星状偽瘢痕
　6．ステロイド紫斑
　7．ステロイド潮紅
　8．毛細血管拡張
Ⅱ．ホルモン作用によるもの
　1．ステロイド痤瘡
　　（マラセチア毛包炎との鑑別が重要）
　2．多毛
Ⅲ．免疫抑制作用によるもの
　1．感染症の誘発ないし増悪
　2．マラセチア毛包炎
Ⅳ．その他
　1．酒皶様皮膚炎，口囲皮膚炎
　2．ステロイド緑内障
　3．ステロイド外用薬による接触皮膚炎
　4．毛包虫症

図1　35歳，男性．ステロイド紫斑
アトピー性皮膚炎で加療中．前腕に紫斑．

①正確に覚えよう，ステロイド外用薬の副作用
⑬その他の副作用（紫斑，痤瘡など）

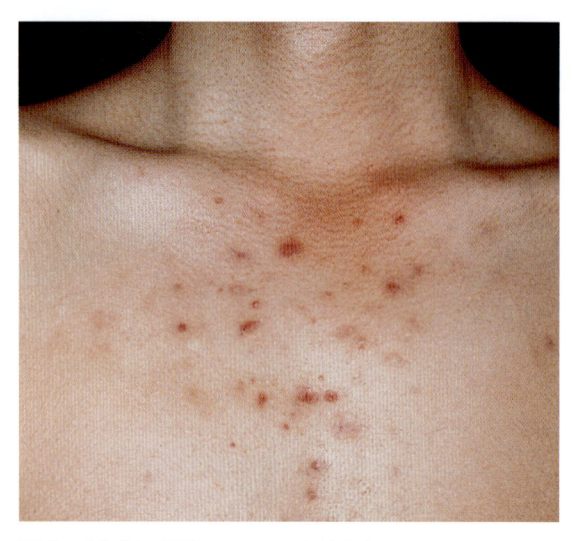

図2　20歳，男性．ステロイド痤瘡
アトピー性皮膚炎でステロイド外用薬使用中．前胸部に痤瘡が出現．クリンダマイシン（ダラシン®Tゲル）の外用でコントロール．

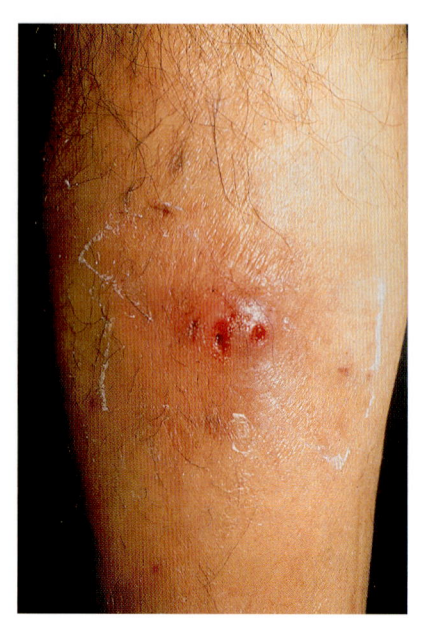

図3　33歳，男性．癤
下腿に搔破をくり返すアトピー性皮膚炎患者．年に数回は激しい細菌感染症をくり返す．下腿に生じた癤．

るが，なかなかよい対応策がないのが実情といえる．タクロリムス軟膏にはそのような局所副作用がまったくないので，切り替える方策も一考すべきであろう．

▶ステロイド痤瘡

図2は，ステロイド痤瘡で，思春期のアトピー性皮膚炎患者では高頻度に現れ，治療に苦慮する．今回図では供覧できなかったが，胸部・上背部・上腕などでは，マラセチア毛包炎のことが多く，ケトコナゾールクリームなどの外用を併用しなければならない．

▶その他（癤，体部白癬）

図3は，ステロイド外用中に下腿に生じた細菌感染症「癤」であり，時に激しい搔破をくり返す部位に頻発する例があり，早期治療の目的で予備の抗生剤を持参させておくべきケースもある．アトピー性皮膚炎のコントロールが不良なケースがほとんどといえ，しっかりした外用療法の徹底と抗アレルギー薬の内服による搔破の防止が重要であることはいうまでもない．

図4～6では，安易なステロイド外用薬の継続使用によって発症した体部白癬の3症例を示した．

▶注意1：ステロイド白内障は外用の副作用ではない

ところで，古いテキストなどには，「その他」の項目に「ステロイド白内障」が入っていることもある．しかし，p.63で東京医大眼科後藤浩教授が述べておられるように，ステロイド白内障がみられるのは，ステロイド内服が長期に渡る場合であり，ステロイド外用薬の副作用とはいえない．近年ではアトピー性

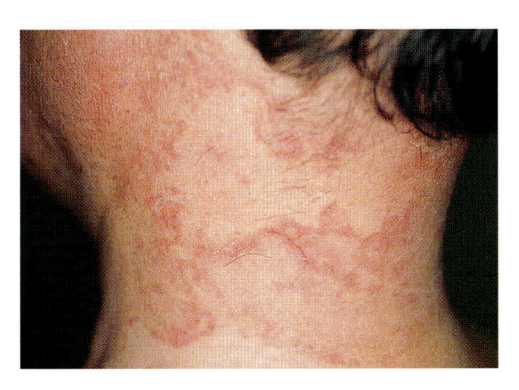

⑬ その他の副作用（紫斑，痤瘡など）

図4　42歳，男性．白癬
脂漏性皮膚炎に対し，ステロイド外用薬（ローション剤）を長期愛用していた．項部に痒みを伴う紅斑が出現したため，久しぶりに来院．真菌検査陽性．

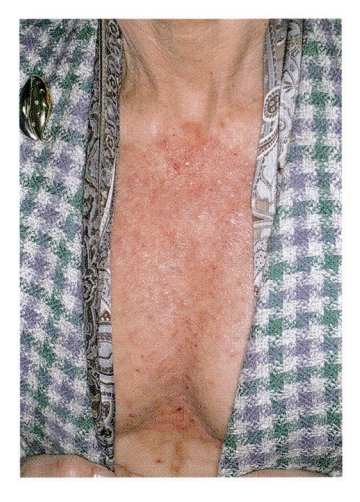

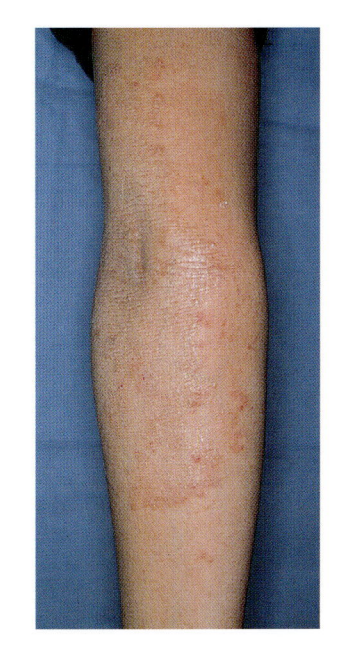

図5　25歳，女性．白癬
アトピー性皮膚炎でステロイド外用中．外用にもかかわらず皮疹が拡大してきたため受診．真菌検査陽性．

図6　69歳，女性．白癬
2年前に脂漏性皮膚炎の診断．ステロイド外用薬にて軽快．最近また皮膚症状が出て，外用を開始したが，薬がなくなったため来院．「前と同じ薬をください」と言う患者さんの胸元には，境界明瞭な紅斑が見え隠れしていた．「少し開いて見せてください」と診察し，胸全体に体部白癬の拡大を発見した．足白癬・糖尿病の合併あり．

皮膚炎に合併する白内障が問題視されているが，これはむしろステロイド外用薬などによる薬物療法が不十分なため，眼部への執拗な擦過や叩打による機械的刺激の関与が強く関連していると考えられ，ステロイド白内障ではない．

▶ 注意2：全身的な副作用は通常の外用ではおこりえない

ステロイド外用薬による全身的な副作用は，通常の用い方では，まずおこりえない．ごく稀に常識を逸脱した用い方で発症したムーンフェイスおよび副腎皮質機能抑制の小児例をp.66に提示してみたが，この記載から「やはりステロイド外用薬は怖い」と，誤解を受けなければと，やや心配している．「あくまでも正しい用い方をしていればまったく問題ない」ことを，ここで改めて強調しておく．

（江藤隆史）

▶2章◀ ステロイド外用薬の副作用と，その誤解
②誤解してはならない，ステロイド外用薬の副作用「ではない」もの

ステロイド外用薬の副作用ではないもの

　p.22に述べたように，よく「ステロイドを塗ると皮膚が黒く厚くなる」と思っている人が多いが，それはステロイド外用薬の副作用ではありえない．よく経験するのが，逆にステロイドをしっかり塗らないために，いっこうに痒みがよくならず，搔破のために色素沈着をおこす例である．このような誤解されやすい，「ステロイド外用の副作用ではないもの」について本項で述べた．また，ステロイド内服薬のような非常に強い薬ではおこりうるが，通常使用のステロイド外用薬ではおこりえないものも一部とりあげた．

（江藤隆史）

本項に登場する「ステロイド外用薬の副作用ではないもの」

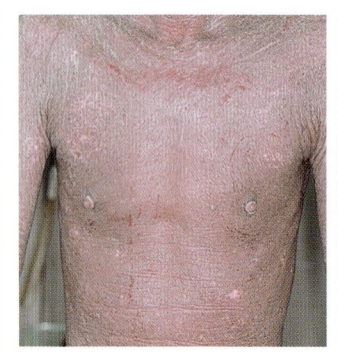

色素沈着（p.61）

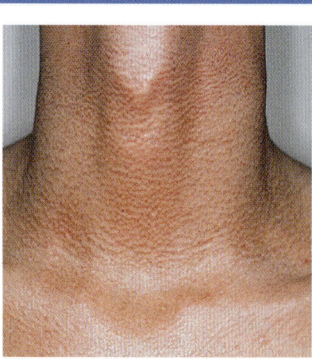

アトピー性皮膚炎の
さざなみ様色素沈着（p.62）

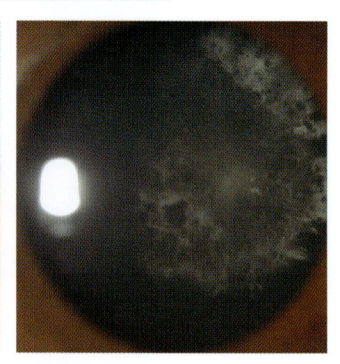

白内障（p.63）

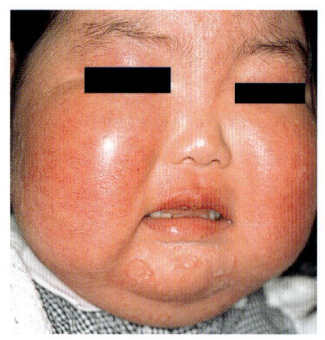

満月様顔貌（p.66）

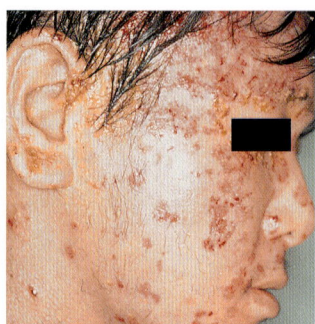

膿痂疹（p.68）

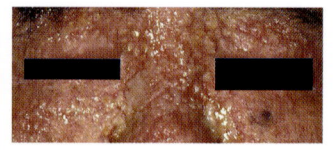

カポジ水痘様発疹症（p.70）

▶2章◀ ステロイド外用薬の副作用と，その誤解
②誤解してはならない，ステロイド外用薬の副作用「ではない」もの

1 色素沈着

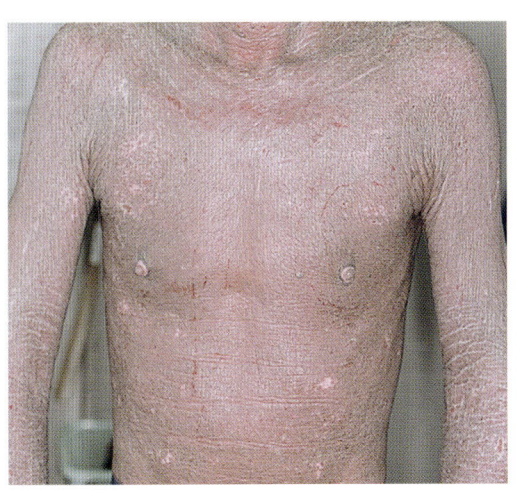

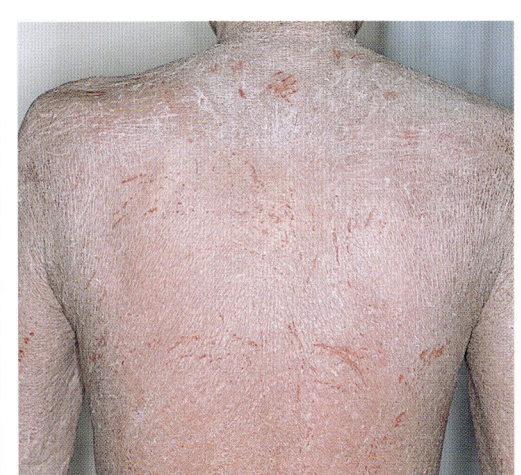

図1　45歳，男性
全身の色素沈着，苔癬化，搔破痕．

症例

　子どものころは軽症だったアトピー性皮膚炎が，成人になってから悪化．近医で治療を継続していたが，皮膚は黒ずみ，厚ぼったくなってきたため，難治性のアトピー性皮膚炎として当科に紹介受診．全身に著明な苔癬化，色素沈着を認め，びらんも混在している (**図1**)．頭部は脱毛が著明だった．患者はステロイド外用薬の副作用ではないかと心配していた．

鑑別疾患と臨床診断

　難治性アトピー性皮膚炎（ステロイド抵抗性？），Sézary症候群などのリンパ腫，その他の紅皮症を来す疾患などを鑑別に考える．

　問診にて，長い治療経過で，ステロイド外用薬の使用を継続しているにもかかわらず，皮膚症状が悪化傾向になってきたため，ステロイド外用薬に不信感を抱き，外用コンプライアンスが著しく低下していることが判明．リンパ腫などの鑑別のため皮膚生検もすべきかと考えたが，まずは標準治療を徹底してみることとした．

　すなわち臨床診断は，治療不十分のために悪化した単なる「アトピー性皮膚炎」と考えた．

治療と経過

　2週間の教育入院を開始．very strong クラ

61

②誤解してはならない，ステロイド外用薬の副作用「ではない」もの
1 色素沈着

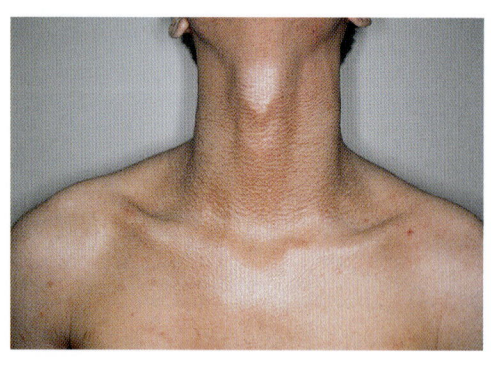

図2　別症例：29歳，男性
アトピー性皮膚炎患者特有の頸部の色素沈着で，「さざ波状色素沈着」「dirty neck」とも呼ばれる．ステロイド外用薬の副作用では決してない．

スのステロイド外用薬と保湿外用薬であるヘパリン類似物質含有軟膏を重層外用．びらんのひどい部位には亜鉛華軟膏の貼布も併用．

顔面は，strongクラスのステロイド外用薬を1週間用いた後，タクロリムス軟膏に切り替えた．皮膚症状は，速やかに改善傾向を示し，入院時高値を示していた好酸球数も正常化した．異型リンパ球なども検出されず，入院後予定されていた皮膚生検は中止された．

2年後の現在，strongクラスのステロイド外用薬と保湿外用薬で皮膚症状はよい状態を維持し続けている．厚ぼったかった皮膚は，滑らかな正常に近いものとなり，著明な色素沈着もゆっくりとだが改善傾向にある．

本症例のポイント

近医でもステロイド外用薬が処方されていたが，その処方量は少なめで，本人はステロイド外用薬に対する不信感が強くなってきていたため，さらに外用コンプライアンスが低下し，ステロイド外用薬を使用しているにもかかわらず，皮膚が黒ずみ，厚ぼったい状態（苔癬化）になってきていた．用いるステロイド外用薬のランクも重要だが，もっと重要なのは，2008年3月に日本皮膚科学会誌に発表された「アトピー性皮膚炎診療ガイドライン」[1]にも示されている，FTU（finger tip unit）に基づくしっかりとした外用量での外用指導といえる．当院には脱ステロイドで悪化して受診してくるアトピー性皮膚炎患者が多く来院するが，しっかり皮膚科に通っていてもよくならないと，難治性アトピー性皮膚炎（ステロイド抵抗性？）を疑って紹介受診してくる患者さんも少なくない．ぜひFTUの外用指導を多くの施設で実践していただきたいと切望する．

別症例（図2）は，頸部の「さざなみ状色素沈着」（別称：dirty neck）といわれるアトピー性皮膚炎患者特有の色素沈着で，かつては，ステロイド外用薬のために生ずる可能性があると示唆されたこともある．このようなケースも，しっかりとした外用療法がなされれば，皮膚の炎症が軽快した後，色素沈着もゆっくりと改善してくる．顔面，頸部では，ステロイド外用薬の使用にある程度限界があるため，これまでは，十分な外用療法が徹底できずにいたが，皮膚の炎症症状が落ち着けばタクロリムス軟膏に切り替えることで，さらに容易に頸部の炎症を制御し続けることが可能となる．タクロリムス軟膏の普及によってこの「さざなみ状色素沈着」が，今後なくなることを期待している．前述の全身の色素沈着を来したケースでは，2年以上のフォローになっているが，色素沈着の改善はきわめてゆっくりであり，炎症後色素沈着とはいえ，長期に渡ると改善しにくい傾向は否めない．早期からの標準治療の徹底が最善であることは言うまでもない．

■文献
1) 日本皮膚科学会アトピー性皮膚炎診療ガイドライン作成委員会：日皮会誌 118：325, 2008

（江藤隆史）

2章 ステロイド外用薬の副作用と,その誤解
②誤解してはならない,ステロイド外用薬の副作用「ではない」もの

② 白内障

▼ ステロイド外用薬塗布による白内障発症の可能性はほとんどない

1) 白内障とは

　白内障とは,本来,透明であるべき水晶体が混濁した状態の総称である.臨床的に問題となる白内障の多くは加齢による混濁が原因であるが,その発症メカニズムの詳細については不明な点も多い.

　一方,白内障はさまざまな外的要因によっても発症することが知られている.鈍的眼外傷,糖尿病に代表される代謝異常,放射線照射,さらに副腎皮質ステロイド薬の副作用(ステロイド白内障)などがその代表である.

2) ステロイド薬の副作用としての白内障

　ステロイド薬の副作用として発症する白内障の多くは加齢による白内障と異なり,後嚢下が皿状に混濁するのが特徴である.霧視や視力低下などの症状とともに,羞明の自覚が強いことが多い.そのほとんどは基礎疾患としての関節リウマチや膠原病などに対してプレドニゾロンなどの副腎皮質ステロイド薬を長期間にわたって内服している症例である.ステロイド薬による耐糖能異常の有無にかかわらず,白内障は生じてくる.また,眼科的にぶどう膜炎などの炎症性疾患に対して眼局所にステロイド薬を長期に使用している場合も,白内障を生じることがある.

　ここでいう局所ステロイド薬とは,主にベタメタゾン,デキサメタゾンなどの点眼薬を長期に使用している場合や,トリアムシノロンアセトニドを眼球周囲にくり返し注射された場合であり,接触皮膚炎やアトピー性皮膚炎などに対して眼周囲の皮膚にステロイドの軟膏やクリームなどを使用しても,白内障が発症する可能性はほとんどない.ただし,ステロイド外用薬の使用による眼圧上昇(緑内障)の危険性については常に留意する必要がある.

▼ 症　例

　本症例(図1)は,視力は両眼とも矯正0.2であり,細隙灯顕微鏡による観察では両眼とも水晶体後嚢下の混濁が著明である(図2).徹照法と呼ばれる眼底からの反射光を利用した観察方法では,混濁の拡がりや程度をより正確に評価することができる.眼圧は両眼とも15 mmHgと正常範囲内であり,眼底にも異常所見はみられなかった.

　年齢は24歳と若く,加齢による白内障の可能性はない.また,ネフローゼ症候群による腎機能低下以外に全身的な異常はなく,ステロイド点眼薬の使用歴もなかったことから,白内障の原因は長期にわたるプレドニゾロンの内服によると考えられ,ステロイド白内障と診断された.

▼ 治療と経過

　一度混濁を生じた水晶体が自然に透明性を回復することはなく,薬物治療等によって視力が改善することも,一部の例外を除けば期待はできない.眼鏡による視力の矯正には限

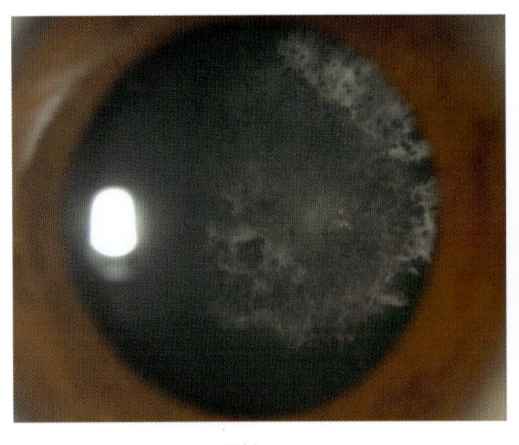

②誤解してはならない，ステロイド外用薬の副作用「ではない」もの
❷白内障

図1 症例：24歳，男性
ネフローゼ症候群に対し，10年以上にわたってプレドニゾロンの内服を続けている．最近になって視力低下が進行してきたため，眼科を受診した．細隙灯顕微鏡で観察すると，水晶体後嚢下に皿状の混濁が観察される．

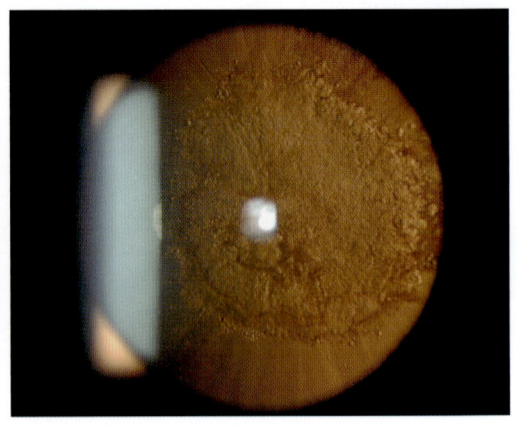

図2 徹照法による水晶体混濁の観察
徹照法により，水晶体後嚢下混濁の拡がりや程度を正確に評価することができる．

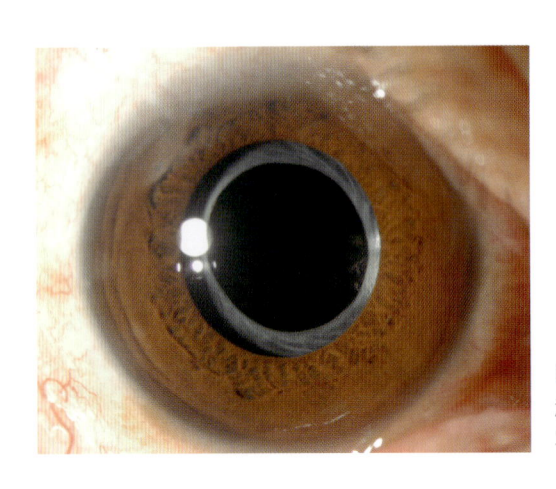

図3 水晶体再建術後
超音波水晶体乳化吸引術と眼内レンズ挿入後の写真．視力は矯正1.5である．

界があり，視力低下や羞明感による日常生活への支障もみられたため，両眼に対して超音波水晶体乳化吸引術と眼内レンズ挿入による水晶体再建術が行われた．術後の経過は良好で，矯正視力も両眼1.5に回復した（**図3**）．

術後には改めて詳細な眼底検査が行われたが，とくに問題はなかった．

本症例のポイント

一般に白内障に対する外科的治療の適応や実施の至適時期について一定のルールはなく，本人のQOL（quality of life）やQOV（quality of vision）の低下に応じて決められることが多い．本症例の場合はネフローゼ症候群以外に問題となる全身的異常もなく，本人の希望に沿って視力回復を目的とした外科

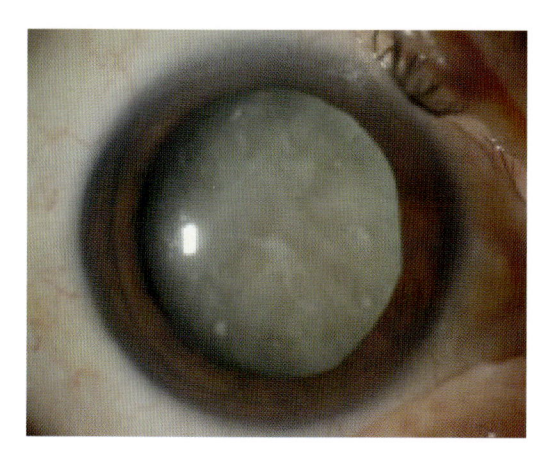

図4 別症例：著しく進行した白内障の例
ここまで混濁が進行すると手術の難易度がやや高くなる．

的治療が行われた．

　手術はどの時期に行っても得られる結果に差異はないが，水晶体の混濁があまりに進行して（図4）からの手術は技術的にも難易度が高くなり，思わぬ術中合併症の原因にもつながりかねないので，適当な時期には手術に踏み切る必要がある．

　なお，アトピー性皮膚炎に合併する白内障では，その成因に眼部への執拗な擦過や叩打による機械的刺激の関与が推察され，しばしば網膜裂孔や網膜剥離などの重篤な眼底病変を伴うことが知られている．しかし，ステロイド薬の副作用として生じる白内障では，そのような眼底病変を併発することはない．

（後藤　浩）

▶2章◀ ステロイド外用薬の副作用と，その誤解
②誤解してはならない，ステロイド外用薬の副作用「ではない」もの

③ 満月様顔貌

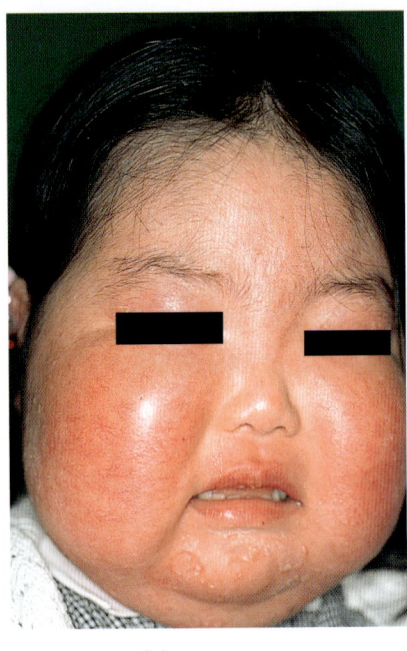

図1 4歳，女児
両頬は大きく腫脹し，触ると硬くふれる．前額には多毛も認める．

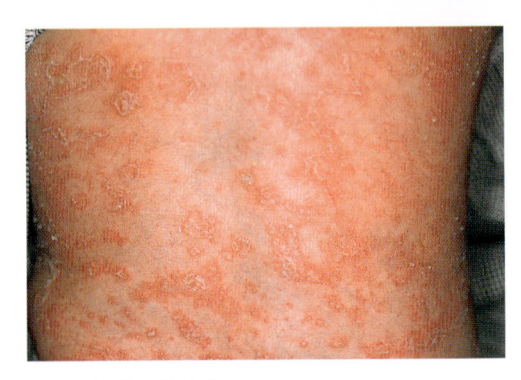

図2 体幹の臨床像
背部に地図状の紅斑，落屑が拡大．一部に膿疱混在．膿疱性乾癬の再燃を認める．

▼ 症 例

3歳で尋常性乾癬の診断．曾祖母に乾癬．自宅近くの皮膚科で治療していたが，膿疱性乾癬に移行し皮膚症状が全身におよんだため（図2），病院を変え，入院加療となった．4カ月間プロピオン酸クロベタゾール（デルモベート®軟膏）を主体とした，外用療法を継続したが，体幹の皮膚症状は一進一退，次第に両頬部が腫脹してきたため（図1），当科受診になった．

▼ 鑑別疾患と臨床診断

ステロイド全身投与による満月様顔貌をまず第1に考えた．単なる肥満，接触皮膚炎なども考慮されるが，全身の肥満は認められず，接触皮膚炎にみられる小水疱や漿液性丘疹などもなく，問診によってステロイドの全身投与（内服，注射）もなかったことがわかった．外用薬は，デルモベート軟膏とゲンタマイシン軟膏を1対1混合調製されたものが用いられており，その外用が全身に対して4カ月間行われていた．きわめて稀なケースだが，ステロイド外用薬による全身的な影響で生じた満月様顔貌と診断した．

▼ 治療と経過

4歳と若年でもあり，ステロイドの投与を

漸減しつつ，膿疱性乾癬の治療を行ってゆくべきと考え，東京大学医学部附属病院皮膚科，および小児科に紹介し，最終的には，ステロイド剤の内服を漸減しながら，低用量のビタミンD3外用薬の外用で膿疱性乾癬の皮膚症状は軽快し，満月様顔貌など全身的なステロイドによる副作用も軽快した．詳しくは当時東大病院で実際の治療にあたってくれた佐伯秀久先生の論文[1]を参照いただきたい．

本症例のポイント

満月様顔貌（moon face）は，ステロイド外用薬によって通常おこる副作用ではない．これがポイントであり，通常では，この例のような4カ月も4歳児にstrongestクラスの外用薬を継続使用することはありえない．さらに付け加えれば，1対1の混合調整で1/2に稀釈されていたとはいえ，稀釈してもほぼ同様の効果・副作用を示しうることは，筆者が「稀釈の過信」としていつも強調している混合のピットフォールである[2]．さらには，併用されたゲンタマイシン自体の意義も，きわめて希薄といえる．対象とされた疾患は膿疱性乾癬であるから，抗菌薬であるゲンタマイシンの外用はまったく無意味ともいえるだろう．度を過ぎて用いれば逆にそのような副作用もおこりうるということを認識しておくために，あえてこの症例を供覧した．

多くのアトピー性皮膚炎患者のステロイド外用薬を忌避する理由の1つとして，moon faceや骨粗鬆症などがあげられる．これらは，ステロイド内服での代表的な副作用であり，外用ではまず心配ないと説明していたわけであるが，使い方によっては絶対ないとは言い切れないことを実感したのが，この症例および別症例（図3）であった．別症例もやはり4歳の男児で膿疱性乾癬の症例であった．この症例でもやはり，デルモベート軟膏の外用が2カ月近く継続されていたが，ビタミンD3外用薬を主体とした外用療法にゆっくり切り替えてゆくことでmoon faceは改善し，皮膚症状も落ち着いている．

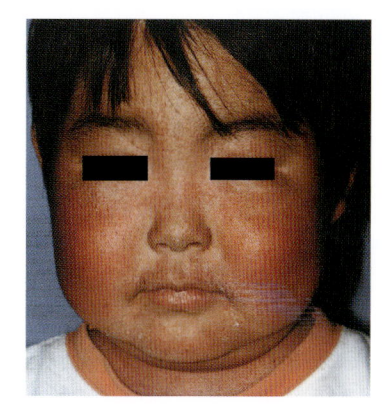

図3　別症例：4歳，男児
膿疱性乾癬にて，デルモベート軟膏外用1カ月．頬の腫脹が目立ってきた．

ステロイド外用でこのような例をほとんど経験しないのは，医師の処方では通常このような使い方はまずされないからであり，むしろ民間の怪しげな"薬"を，ステロイド外用薬を使わないで何とかアトピー性皮膚炎を治したいという気持ちから安易に患者さんが使い続けることの方が，危険極まりないことといえる．

さらには，内服薬ではあるが，セレスタミン®錠のようなあいまいなステロイドの配合剤の安易な長期使用も問題といえる．当科でも，他院で慢性蕁麻疹に対し1年以上セレスタミン1日3錠の内服を継続し，moon faceおよび糖尿病が発症してしまった例などを経験しているが[3]，セレスタミンの存在意義に疑問を感じている先生方は少なくないのではないだろうか．

■文献
1) Saeki H et al : J Dermatol 35: 601, 2008
2) 江藤隆史：医学のあゆみ 228：80, 2009
3) 江藤隆史：J Visual Dermatol 4: 1146, 2005

（江藤隆史）

▶2章◀ ステロイド外用薬の副作用と，その誤解
②誤解してはならない，ステロイド外用薬の副作用「ではない」もの

4 膿痂疹

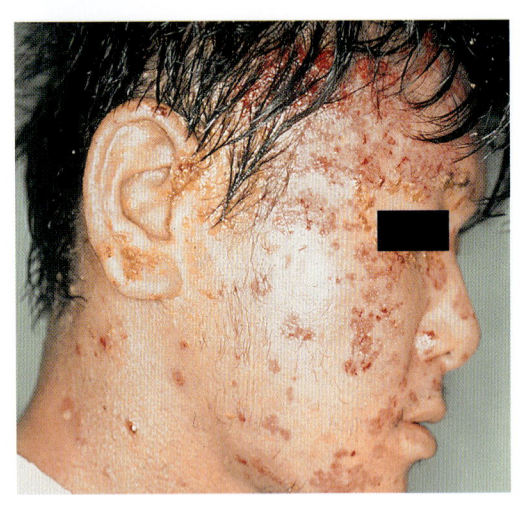

図1 32歳，男性．膿痂疹
アトピー性皮膚炎でフォロー中．右耳上部から右側頭部に滲出液の著明なびらん局面が出現し，次第に顔全体に拡大．

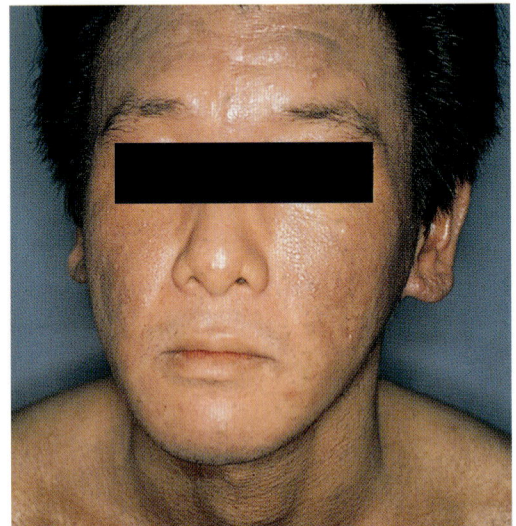

図2 軽快後の状態
mildクラスのステロイド外用薬と保湿外用薬で寛解を維持．

▶ 症　例：外用不足により生じた膿痂疹

25歳ごろからアトピー性皮膚炎の悪化が始まり，顔面の皮疹のコントロールがとくに悪かった．外用を継続中は良好だが，治療がおろそかになると耳周囲から側頭部の搔破が著しくなり，びらん，紅斑が拡大する傾向があった．今回も顔全体にびらんが拡大し，入院となった（**図1**）．

▶ 鑑別疾患と臨床診断

カポジ水痘様発疹症，伝染性膿痂疹，アトピー性皮膚炎の急性増悪などが鑑別となる．

カポジ水痘様発疹症では，水痘様の中心臍窩を有した均一な丘疹水疱が典型であり，この例では否定的で，アトピー性皮膚炎の急性増悪に伴う，膿痂疹性湿疹と診断．入院し，抗生物質の点滴とともに，感染症に対する保存的な抗菌外用薬による外用治療が行われた．

▶ 治療と経過

抗生剤の点滴およびサルファ剤系の外用薬の外用で保存的治療を5日間実施し，びら

んが軽快した後，ステロイド外用薬（strongクラス）の外用に切り替え，退院．以後4〜5カ月ごとに同様の急性増悪をくり返したが，いずれも外用治療が不十分な結果の悪化だった．

患者の治療に関する意識も高まり，数回の悪化の後，標準治療の継続で図2のように悪化の傾向はなくなった．

本症例のポイント

アトピー性皮膚炎の合併症として種々の感染症があげられ，ともすればステロイド外用薬の副作用と誤解されていることもあるが，本症例のように，激しい膿痂疹をくり返す成人例は，ステロイド外用薬を主体とした薬物療法，軽快後の保湿外用薬によるスキンケアがしっかりできていない場合がほとんどといえる．

膿痂疹の予防のため，あるいは悪化因子としてのブドウ球菌などを減らすためにかつて流行したイソジン®液の外用療法などは，かえって皮膚のバリア機能を破壊するため，決して長期的にアトピー性皮膚炎の治療に用いられるべきではなく，時には激しい接触皮膚炎さえおこしてしまうこともある．当科では，イソジンによる接触皮膚炎で入院し，その後標準治療の導入で寛解を維持できているケースも数例経験している．

アトピー性皮膚炎の合併症の中でもっとも注意すべきといわれるカポジ水痘様発疹症も，p.70で生駒憲広先生が最後に述べているように，発症の予防には，良好なアトピー性皮膚炎のコントロールが重要であり，そのためにはステロイド外用薬は必須の治療薬であるといえる．

また，別症例（図3）に示したような，成人では稀な典型的な伝染性膿痂疹も，治療軽快後に保湿外用薬を主体としたスキンケアを

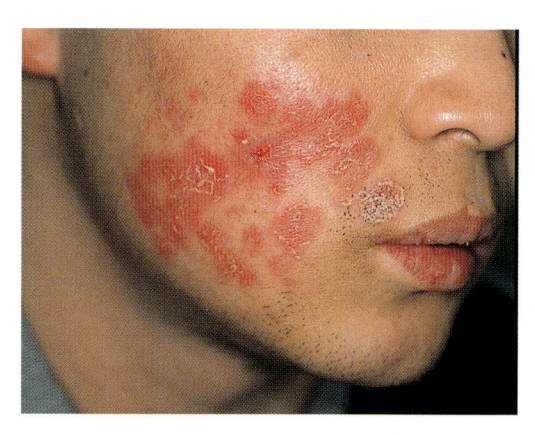

図3　別症例：27歳，男性．伝染性膿痂疹
アトピー性皮膚炎で加療中，右頬を中心に紅斑，びらん，水疱を生じた．伝染性膿痂疹と診断．抗生剤内服で軽快後，スキンケアを中心とした外用療法で再発はない．

徹底することで，再発が予防されている．このことからも，これらの細菌感染の合併症の予防には，スキンケアを含めた標準治療の徹底が重要であると実感された．

ステロイド外用中，あるいは，タクロリムス軟膏外用中でも，皮膚症状のコントロールが不十分であれば，これらの合併症は生じうるが，それを単純に外用薬の副作用と捉えず，対症療法で治療したあとは，ステロイド外用薬の使用を控えることなく，皮疹のコントロールを目指して，十分な外用療法を再開するべきといえる．

p.59やp.76で触れているが，皮膚糸状菌による体部白癬などは，ステロイド外用によって典型的な臨床像を呈しないことが多く，高齢者や糖尿病患者などで，湿疹性病変の治りが悪い場合，落屑の乏しい皮疹でもこまめに真菌検査を実施する姿勢は重要といえる．

（江藤隆史）

▶2章◀ ステロイド外用薬の副作用と,その誤解
②誤解してはならない,ステロイド外用薬の副作用「ではない」もの

⑤ カポジ水痘様発疹症

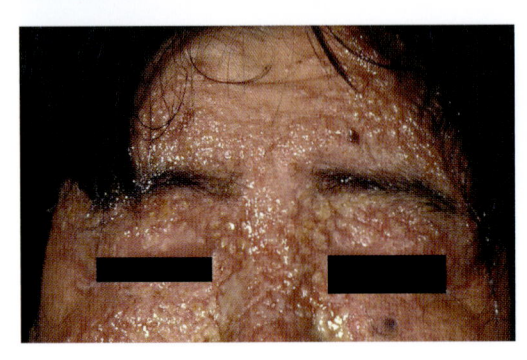

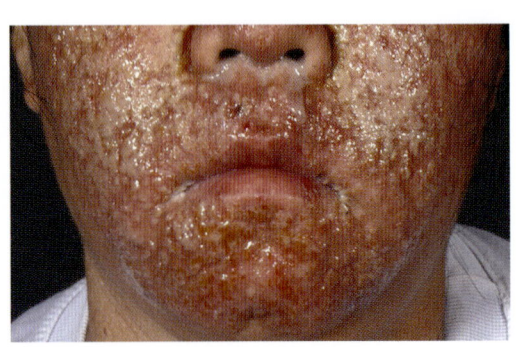

図1 35歳,女性.2002年7月初診
顔面全体が腫脹,一部黄色痂皮を伴い,癒合し紅暈を伴う中央臍窩を有する小膿疱,小水疱が多発,集簇している.なお頸部リンパ節腫脹を伴っていたが,粘膜疹はなく,頭部および体幹,四肢には水疱は認められなかった.
また,頸部および両腋窩,膝窩には茶褐色調の境界不明瞭な紅斑と丘疹が散在.両手背には苔癬化病変と痂皮を認めた.

▶ 症例:コントロール不良なアトピー性皮膚炎に合併したカポジ水痘様発疹症

2002年7月下旬より顔面に皮疹と39℃台の熱発が出現した(**図1**).同日,近医にて輸液,消炎鎮痛薬を処方されるが改善はなく,翌日当科を受診した.外来にてアシクロビル(ゾビラックス®)250mgの点滴を行ったが,軽快がみられず,翌日に当科入院となった.
心臓弁膜症と神経症の既往がある.また詳細は不明であるものの,幼少時より頸部および腋窩,膝窩に皮疹が存在したが,定期的な皮膚科通院はせず,症状に応じて異なる病院を受診し,ステロイド外用薬などを不規則に外用していた.

▶ 鑑別疾患

水痘:紅暈を伴う水疱が形成されるが,分布は体幹に多く頭部,被髪頭部,口腔内にも認められる.
伝染性膿痂疹:水疱は容易に破れやすくびらん化し,痂皮が付着する.

▶ 臨床診断

本症例では,水疱病変以外に頸部および両腋窩,膝窩には茶褐色調の境界不明瞭な紅斑と丘疹が散在し,両手背には苔癬化病変と痂皮が認められ,問診とあわせて,長期にわたりコントロール不良なアトピー性皮膚炎が

基礎疾患としてあったと推察された．また，39℃台の熱発と頸部リンパ節腫脹などの全身症状があり，顔面に限局して，黄色痂皮を伴い，癒合し紅暈を伴う中央臍窩を有する小膿疱，小水疱が多発，集簇していた．

さらに，水疱内の塗抹標本からのTzanck試験でウイルス性巨細胞を確認したことにより（図2），本症例をカポジ水痘様発疹症と診断した．

▶ 治療と経過

入院後，ゾビラックス750 mg/日および塩酸セフォチアム（パンスポリン®）2 g/日の点滴，顔面にはバシトラシン・フラジオマイシン硫酸塩（バラマイシン®）軟膏，頸部，四肢にジメチルイソプロピルアズレン（アズノール®）軟膏の外用を開始した．1週間後には水疱病変は痂皮化，その後は外来にてアトピー性皮膚炎の治療を継続した．

▶ 本症例のポイント

本症例は，熱発および頸部リンパ節腫脹とともに，顔面に限局し，紅暈を伴う中央臍窩を有する小膿疱，小水疱が多発，集簇した典型的なカポジ水痘様発疹症の症例である．また，水疱内容の塗抹標本をGiemsa染色したTzanck試験でウイルス巨細胞も確認できた．臨床的に伝染性膿痂疹などとまぎらわしい症例では簡易で有効な検査法である[1]．

本症例での発症におけるステロイド外用前の関与については，不定期的なステロイド外用療法を行ってはいたものの，詳細な外用歴がはっきりせず，少なくとも直前まで治療をしていたことは問診上確認できなかった．むしろ，治療歴があるわりには顔面以外の頸部および両腋窩，膝窩にはっきりとした苔癬化病変が認められていたことなどから，コントロール不良なアトピー性皮膚炎を基礎疾患として発症したものと考えた．

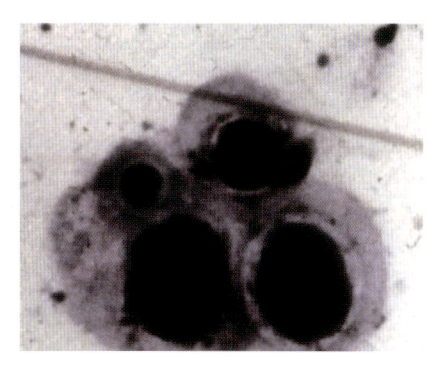

図2　ウイルス巨細胞[1]（Tzanck試験）

カポジ水痘様発疹症の発症とステロイド外用薬との関連について，多くの成書[2]には，その免疫抑制作用により，カポジ水痘様発疹症が発症しやすくなる可能性を指摘している．安元[3]やWollenbergら[4]はアトピー性皮膚炎に合併したカポジ水痘様発疹症のレトロスペクティブな解析から，アトピー性皮膚炎が重症でその発症年齢が早い症例に発症しやすいこと，初感染で発症することもあれば，再発によることもあること，多くは発症前にステロイド外用薬を使用していなかったことより，カポジ水痘様発疹症は必ずしもステロイド外用が誘発するものではない，と報告している．

カポジ水痘様発疹症の発症の予防には良好なアトピー性皮膚炎のコントロールが重要であり，そのためにはステロイド外用薬は必須の治療薬である．あらかじめ，感染予防の目的でその使用を控えることは，逆にカポジ水痘様発疹症に代表される感染症の合併をひきおこすものと考える．

■文献
1) 大城戸宗男：外来の小児皮膚科学，南山堂，東京，p.496, 1989
2) 江川清文ほか：最新皮膚科学大系 特別巻1 新生児・小児・高齢者の皮膚疾患，中山書店，東京, p.143, 2004
3) 安元慎一郎：J Visual Dermatol 3: 198, 2004
4) Wollenberg A et al: J Am Acad Dermatol 49: 198, 2003

（生駒憲広）

コメント

気をつけるべきステロイド外用薬の副作用
―顔面・頸部への対応＜ガイドラインより＞―

江藤隆史

■ 今から50年近く前のデータで，現在でも活用されているのが**図1**のFeldmannらによるヒドロコルチゾンの部位別経皮吸収量の図である．陰嚢を含める外陰部での吸収が基準である前腕（内側）に比べ42ときわめて高く，次いで頬部の13.0，前額の6.0と続く．顔面・頸部では副作用の発現に対し，より注意深くあるべきとされる基礎となったデータである．日本皮膚科学会アトピー性皮膚炎診療ガイドライン（2009）の内容を抜粋してみると，「顔面：高い薬剤吸収率を考慮して，原則としてミディアムクラス以下のステロイド外用薬を使用する．その場合でも1日2回の外用は1週間程度にとどめ，間欠投与に移行し，休薬期間を設けながら使用する」とされ，中等症以上のアトピー性皮膚炎患者での治療，とくに顔面・頸部に皮膚症状が強く現れる成人の患者では，長期に渡る皮膚症状のコントロールには難渋するかもしれない．

　図2は，ステロイド外用薬の継続を断念し，脱ステロイド治療を継続していた患者にある日突然発症した，カポジ水痘様発疹症および溶連菌による膿痂疹の臨床像である．入院加療後，極少量のステロイド外用薬の間欠投与と保湿外用薬によるスキンケアで**図3**の状態に維持されている．

■ さらにガイドラインの抜粋より，「近年しばしば見られる成人患者の顔

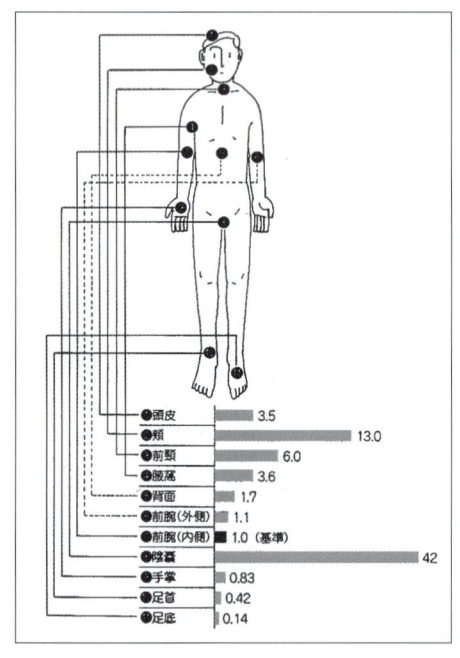

図1　ヒトにおけるヒドロコルチゾンの部位別経皮吸収量（Feldmann RJ, Maibach HI: J Invest Dermatol 48: 181, 1967より引用・改変）

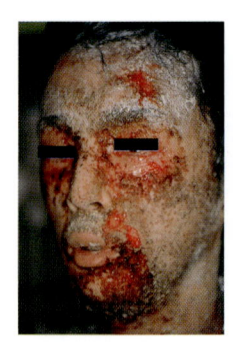

図2　ステロイド忌避によって悪化した成人アトピー性皮膚炎

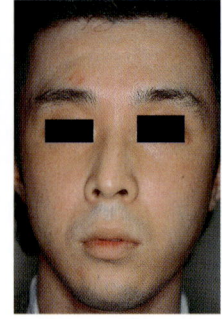

図3　スキンケアを主体とした治療で寛解を維持できている図2の症例のその後

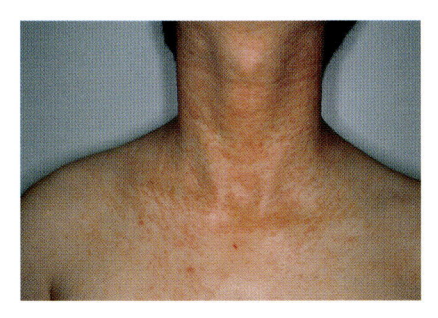

図4 ステロイド外用が不十分なため悪化中のアトピー性皮膚炎頸部皮疹

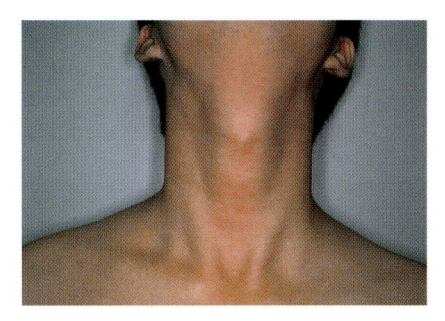

図5 ステロイド外用からタクロリムスへの移行でコントロール良好

面の紅斑性病変の多くは，搔破などを含むステロイド外用薬以外の要因に起因するものではあるが，局所の副作用の発生には注意が必要な部位であり，処方に当たっては十分な診療を行う」とされ，さらに，「なお，顔面はタクロリムス軟膏の高い適応がある部位であり，そのガイダンスに従って使用することも積極的に考慮する」と締められている．

図4にステロイド外用が不十分なため悪化中の成人アトピー性皮膚炎の頸部皮疹を示す．このままでは，dirty neckといわれる頸部の色素沈着への移行が心配されるが，初期にstrongクラスのステロイド外用薬を1週間程度外用し（FTUでの外用），後にタクロリムス軟膏に切り替えてゆくことによって図5のように軽快し，その後はタクロリムス軟膏の週1～2回の外用でこの状態は維持されている．タクロリムスの登場で，このようなステロイド外用薬の思い切った使用も可能になった．

▶2章◀ ステロイド外用薬の副作用と，その誤解
③気をつけよう，ステロイド外用による皮疹の修飾

ステロイド外用薬のピットフォールをわきまえた処方の心得

　ステロイド外用薬は，痒みを伴う紅斑に対しては万能薬であるという意識をもって診療していると，コンプライアンスなどの患者要因ではなく，疾患要因として，思ったほどの効果が得られない場面にしばしば遭遇する．

　もちろんそれは，アトピー性皮膚炎の増悪と思っていたらカポジ水痘様発疹症の合併であったり，乾癬の悪化ではなく白癬の合併であったり，薬疹と思っていたら麻疹だったり，寝たきり老人の乾燥性湿疹が実は疥癬であったり，いわゆるピットフォールであることも多々ある．もっとも頻度の高いピットフォールは，これらの例からもわかるように，感染症に対するステロイド外用薬の誤用である．

　また別のパターンとして，Bowen 病や Paget 病，日光角化症などの癌前駆病変を疑わず，貨幣状湿疹や脂漏性湿疹などの湿疹病変と思い込む場合もあるだろう．

　感染症では，ステロイド外用薬を使っていると容易に悪化してくるので間違いに気がつきやすいが，癌前駆症の場合は必ずしも直ちに悪化はしない．そのため，年余にわたって外用をくり返しているうちに，腫瘍が顕在化した時にはすでに浸潤癌で転移ありといったケースも存在するので，十分な注意が必要である．

　さて，これらの単純な落とし穴以外にも，本項 ①～③ (p.76～83) に示すように，ステロイド外用薬の漫然とした使用によって病変が修飾され診断が困難になっていく例，逆に初診時には典型的所見がないために診断に至らなかったものが，contraindication ともいうべきステロイド外用薬を使用することで本来の特徴が顕在化し診断が確定できた例など，興味深いセッティングも存在する．

　ステロイド外用薬には，いちおう適応疾患なるものが存在する（表）．そこで，治療への反応性の観点から，ステロイド外用薬に期待される有効性が，**①絶対的な場合，②相対的な場合，③本来あまり高くない場合**，の3

表　ステロイド外用薬の適応疾患

急性疾患	接触皮膚炎 急性湿疹 虫刺症 急性痒疹 多型滲出性紅斑 薬疹
慢性疾患	アトピー性皮膚炎 慢性湿疹 乾癬 掌蹠膿疱症 慢性痒疹 扁平苔癬 肥厚性瘢痕 環状肉芽腫 サルコイドーシス DLE（円板状狼瘡） 円形脱毛症 尋常性白斑 天疱瘡 類天疱瘡
その他	菌状息肉症

この項で出てくるステロイドによる皮疹の修飾・ピットフォール

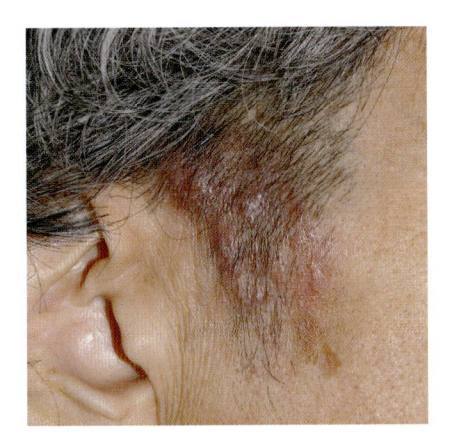

白癬（p.76）

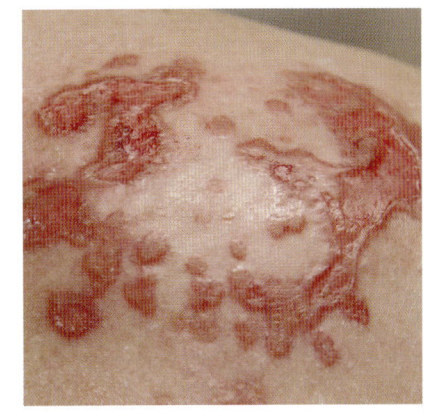

スポロトリコーシス（p.79）

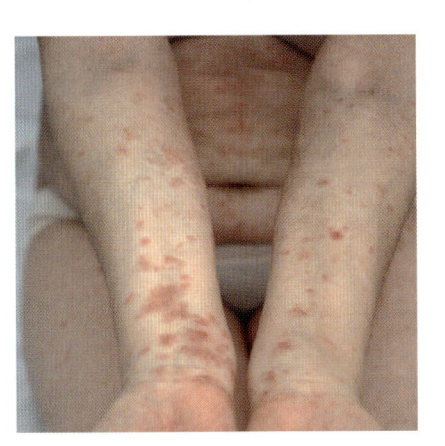

疥癬（p.82）

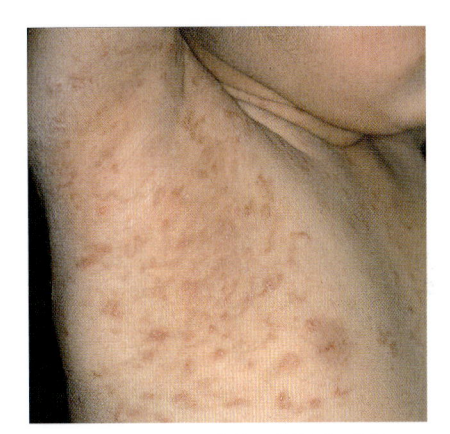

疥癬とアトピー性皮膚炎の合併（p.84）

つに分けて考えるとどうだろうか.

表の中で，接触皮膚炎は①の代表格であり，掌蹠膿疱症や慢性痒疹は②，そして尋常性白斑や菌状息肉症は③のカテゴリーとなろうか.

菌状息肉症ではステロイド外用薬に対する反応性の悪さ（というより，遅さ）が，逆に診断の1つの決め手になるくらい重要ともいえる.「診断的治療」という言葉があるように，逆に治療に対する反応性の悪さが診断の一助となることもしばしばである. これは菌状息肉症に限らず，いわゆる皮膚癌前駆病変にもあてはまる. また，もともと自然経過が長めで，治療そのものよりも wait and see でよいとされる Gibert バラ色粃糠疹や Gianotti 症候群なども（表には記載がないが），筆者の考えでは③である. これらは正確な診断をすることがもっとも重要であり，診断さえできれば治療はあくまで対症的でよく，ステロイド外用薬の処方は必須ではない.

（大槻マミ太郎）

▶2章◀ **ステロイド外用薬の副作用と, その誤解**
③気をつけよう, ステロイド外用による皮疹の修飾

1 異型白癬

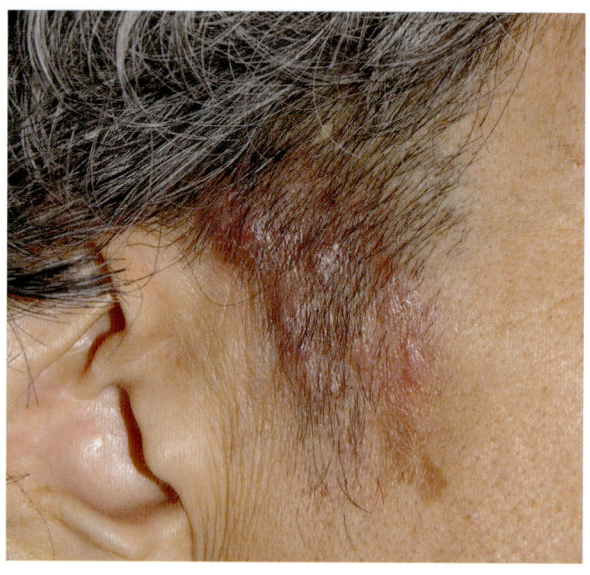

図1　75歳, 女性
右もみあげ部に25×40 mmの紅色局面内に2〜4 mmの表面平滑な扁平紅色丘疹が集簇しており, わずかに鱗屑が付着している. 膿疱, 脱毛, 黒点はみられない.

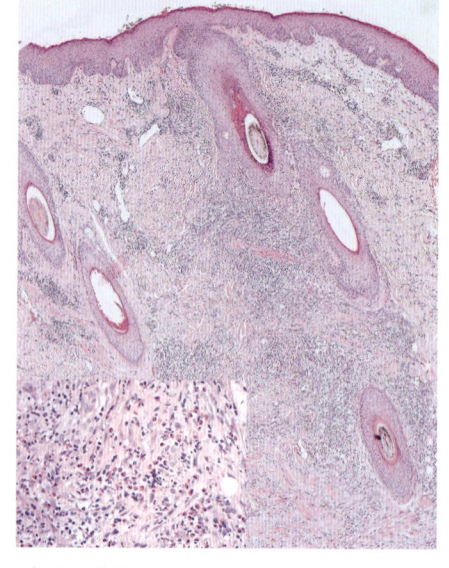

図2　病理組織学的所見
毛包周囲から真皮深層にかけて, リンパ球主体で多数の好酸球と一部好中球を混じる炎症細胞浸潤を認める (HE染色).

症例

初診の3カ月前, パーマをかけた後, 右もみあげ部の瘙痒性紅斑に気づいた. 搔破しているうちに拡大し, 近医で真菌が陽性といわれ, 抗真菌薬を外用していたが軽快せず来院した.

右もみあげ部に25×40 mmの紅色局面内に2〜4 mmの表面平滑な扁平紅色丘疹が集簇しており, わずかに鱗屑が付着している. 膿疱, 脱毛, 黒点はみられない (**図1**).

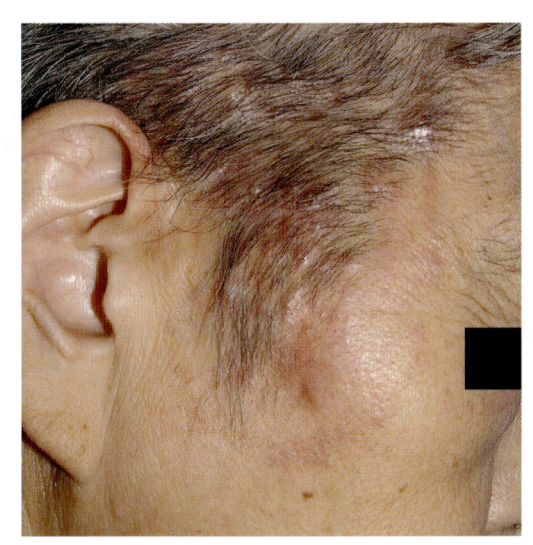

図3 ステロイド外用，局注後の臨床像
紅色丘疹は一時平坦化したが，その後増数し，局面内に毛包一致性の小膿疱が散在性に生じ，もみあげ周囲の生毛部に環状紅斑が生じてきた．

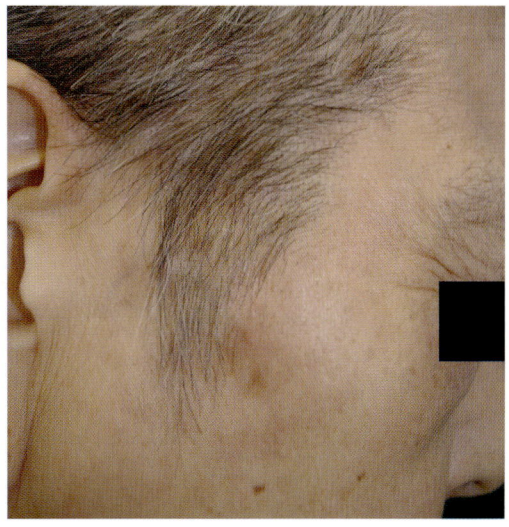

図4 イトラコナゾール 100 mg/日内服約 3 週間
わずかな色素沈着を残して紅斑，丘疹，瘙痒は消失した．

右拇指爪甲先端は白濁肥厚して崩壊し一部緑色を呈していた．猫，犬などは飼っていない．

既往歴としてC型肝炎にてAST 48 IU/l，ALT 51 IU/l とごく軽度の肝障害があり，ウルソデオキシコール酸（ウルソ®）内服中．1年前に脳梗塞．

鑑別疾患

まず頭部白癬を疑ったが，頭部浅在性白癬であれば白色鱗屑がより明瞭であり，black dot ringworm であれば，頭髪が疎になり毛包に黒点状の毛髪が明瞭にみられるはずである．また，ケルスス禿瘡では炎症の強い隆起性局面，腫瘤で膿疱，膿瘍があり，頭髪は容易に脱落し，リンパ節腫脹や発熱も生じることがある．

本症例ではこれらの所見が乏しく，前医での抗真菌薬外用がまったく無効であったことより，サルコイドーシス，環状肉芽腫，慢性湿疹，血管肉腫，リンパ腫，深在性真菌症などを考え，皮膚生検を行い，very strong クラスのステロイド外用を開始した．

臨床診断

病理所見（図2）では毛包周囲にリンパ球主体で多数の好酸球と一部好中球を混じる炎症細胞浸潤を認め，真皮深層にまで及んでいた．

angiolymphoid hyperplasia with eosinophilia を疑い，ステロイド外用に加えステロイドの局注を行ったところ，紅色丘疹は一時多少平坦化したが，その後増数し，局面内に毛包一致性の小膿疱が散在性に生じ，もみあげ周囲の生毛部に環状紅斑が生じてきた．

この部よりKOH直接鏡検で白癬菌を認めたため，軽症のケルスス禿瘡にステロイドによる異型白癬が併発したものと診断した．

③気をつけよう，ステロイド外用による皮疹の修飾
① 異型白癬

▶ 治療と経過

　肝障害に配慮して，まずケトコナゾールクリームを外用したところ，周辺の紅斑は消失したが瘙痒性紅色丘疹は残存したため，イトラコナゾール 100 mg／日，分2内服に変更し，約3週後にはわずかな色素沈着を残して紅斑，丘疹，瘙痒は消失した．

▶ 振り返って考えたこと

　頭部白癬には頭部浅在性白癬，black dot ringworm，ケルスス禿瘡の3臨床型がある．また稀ではあるが免疫不全者に生じる深在性白癬である白癬性肉芽腫も鑑別にあげられる．

　本症例では前医で白癬菌が検出されており，当然頭部白癬を第一に考えるべきであったが，前医での抗真菌薬外用が無効で，かつ，脱毛や黒点が認められず，光沢ある紅色丘疹が紅斑面上にみられたため，前述した種々の炎症性疾患や腫瘍を考えてしまった．

　頭部白癬では白癬菌が毛包内深くの毛髪に寄生するため，抗真菌薬外用は病巣をかえってこじらせることが多いので，内服療法と十分な洗髪が推奨されている[1]ことより，硬毛部では抗真菌薬外用が無効でも真菌症を否定してはならない．

　本症例では生検皮膚の病理所見では毛包破壊や真皮内の好中球性膿瘍や菌要素も認めず，リンパ球と好酸球浸潤が強かったため，angiolymphoid hyperplasia with eosinophilia を考え，ステロイド局注を行った．真皮の炎症はある程度軽快し，丘疹は一時消褪したが，浅在性の白癬が誘発された．

　稀な疾患を先に考えてしまい，確定診断に至るまでに時間がかかってしまったが，まず，抜毛して KOH 直接鏡検で毛髪内外の菌要素の有無を確認するとともに，たとえそれが陰性でも，毛髪あるいはヘアブラシ法で採取した鱗屑のサブロー培地での培養が必要である．

　本症例はいわゆる深在性白癬，あるいは炎症性白癬と考えられ，起炎菌については今回培養をしておらず不明であるが，動物からの感染は否定的であるため *Microsporum canis* は考えにくく，また，昨今，格闘技競技者に蔓延している *Trichophyton tonsurans* も考えにくい．頭部白癬の起炎菌による臨床像の特徴は過去の雑誌特集で詳細に述べられているが[2]，本症例では足白癬，爪白癬があることより，高齢女性に好発する頭部白癬の原因菌の50％以上を占めるとされる *Trichophyton rubrum*[3] がもっとも考えられる．

■ 文献
1) 比留間政太郎：日皮会誌 116: 1295, 2006
2) 加藤卓朗 責任編集：特集"原因菌種別の白癬"，J Visual Dermatol 5: 310-358, 2006
3) 田沼弘之：J Visual Dermatol 5: 340, 2006

（上出良一）

▶2章◀ ステロイド外用薬の副作用と,その誤解
③気をつけよう,ステロイド外用による皮疹の修飾

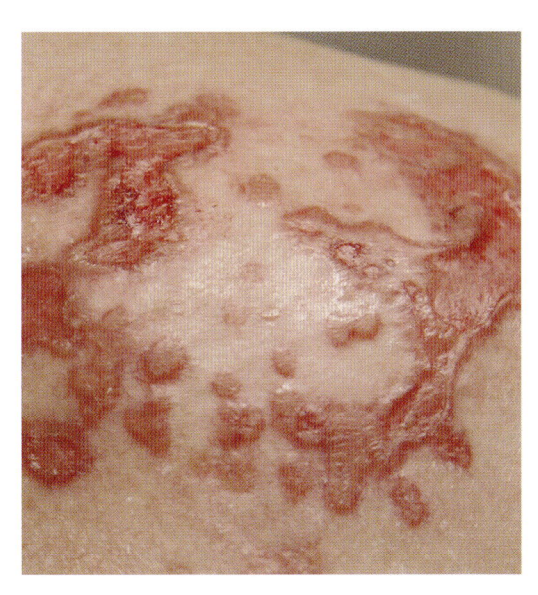

② スポトリコーシス

図1 73歳,女性
背部の不整形潰瘍と紅色丘疹.

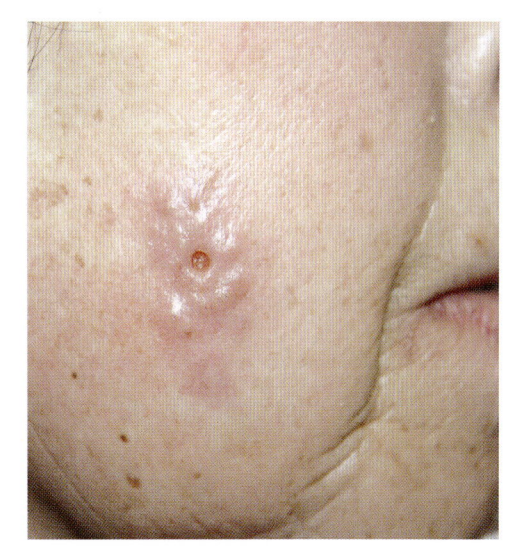

図2 右頰部の臨床像
紅色丘疹が集簇し局面を形成していた.
一部では潰瘍化している.

▶症 例

　食物の苗を育てる仕事に従事している.当院初診の2年前,背部に紅色丘疹が生じた.近医より処方されたステロイド外用を行っていたところ背部の丘疹が潰瘍化し,皮疹が周囲に拡大した.さらに顔面にも同様の紅色丘疹が出現した(図1〜3).
　背部,顔面ともに難治性であったため,精査・加療目的で当院紹介受診した.

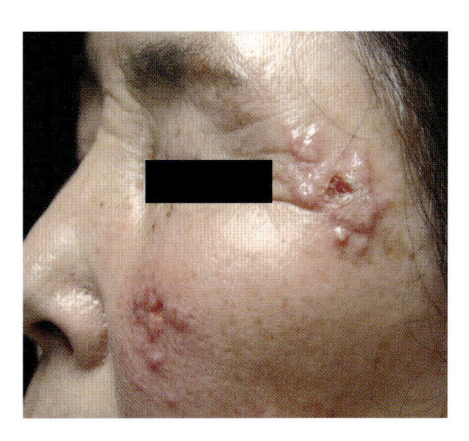

図3 左こめかみおよび左頰部の臨床像
右頰部と同様の皮疹が散在していた.

79

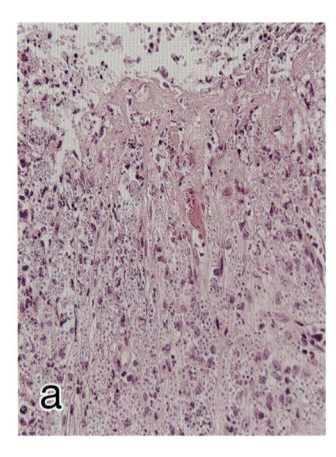

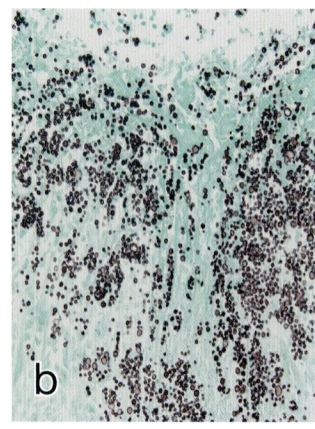

図4 病理組織学的所見
(a) HE染色像．著明な炎症細胞浸潤を認める．
(b) グロコット染色像．炎症細胞に混じって多数の円形の微生物を認める．

鑑別疾患と臨床診断

臨床的に鑑別を要する疾患は多岐にわたる．これはつまり，本症例においては皮膚所見からは臨床診断を絞り込むことができないことを意味している．

そこで皮膚病変が2カ所に分布し，潰瘍形成していることから臨床診断を絞り込むことになると思われる．実際，当科においても初診時の臨床診断はサルコイドーシス，環状肉芽腫，LMDF，真菌および抗酸菌感染症と多岐にわたっていた．そのため，皮膚生検を施行し，さらなる情報を収集する方針とした．

病理組織学的には，リンパ球，組織球からなる著明な炎症細胞浸潤と多数の円形の微生物が認められた．この微生物はPASおよびグロコット染色陽性であり (図4)，真菌であると予想された．肉芽腫形成ははっきりとしなかったが，よく観察すると多数の微生物を取り込んだ巨細胞が散見された．真菌培養と遺伝子検索で原因菌は *Sporothrix schenckii* と同定された．

以上により，スポロトリコーシスと診断した．皮膚症状は内臓病変の一部である可能性を考えて全身検索したが，皮膚以外の真菌感染巣はなかった．

また，免疫抑制状態である可能性を考えたが，HIV感染症や血液疾患は否定された．そのため，健常人に生じたスポロトリコーシスが長期間のステロイド外用により修飾されたため特異な臨床像を呈したと考えた．

治療と経過

治療に関してはイトラコナゾール200 mg/日の内服を開始した．しかし，皮膚潰瘍の改善がみられなかったため，ヨードカリを450 mg/日から追加するとともに，カイロを用いた温熱療法を併用した．

ヨードカリを1,050 mg/日まで増量し経過をみたところ丘疹は平坦化し，皮膚潰瘍は瘢痕を残して2カ月の経過で治癒した．

振り返って考えたこと

1) なぜ病理組織に多数の菌要素が認められたのか

典型的なスポロトリコーシスでは菌要素が多数みられることは稀であり，連続切片を作成してようやく菌要素を認めることが通常である．本症例では，患者が免疫不全状態でないにもかかわらず多数の真菌要素を認めたため，*S. schenckii* 以外の真菌を予想した．

しかし，培養検査や菌の遺伝子検査では *S. schenckii* が同定された．この理由について，長期間にわたるステロイド外用により局所的な免疫抑制状態が生じていたと考察した．

2）特異な皮膚症状および皮疹の分布

スポロトリコーシスは限局型，リンパ管型，播種型に分類されるが，本症例はどの病型にもぴったりと当てはまらない．患者は仕事で土を取り扱っており，スポロトリコーシスは背部に初発したと推測される．

2年間のステロイド外用により背部の菌要素が増加し，局所で悪化しただけでなく，さらに痒みに対して行われた患者自身の掻破にて顔面に自己接種されたと考察した．

3）まとめ

ステロイド外用といえども，本症例のように局所的な免疫抑制状態をつくりだし，症状を増悪させるだけでなく，臨床診断を困難にする可能性がある．ステロイド外用薬を多用する皮膚科医は，ステロイドの免疫抑制作用を常に肝に銘じておく必要があると思われた．

この症例は文献1に報告されている症例と同一症例である．本症例の原因菌について同定いただいた金沢医科大学 望月 隆 教授に深謝いたします．

■文献

1）Fujii H et al: Clin Exp Dermatol 33: 135, 2008

（谷岡未樹）

▶2章◀ **ステロイド外用薬の副作用と,その誤解**
③気をつけよう,ステロイド外用による皮疹の修飾

③ 疥癬

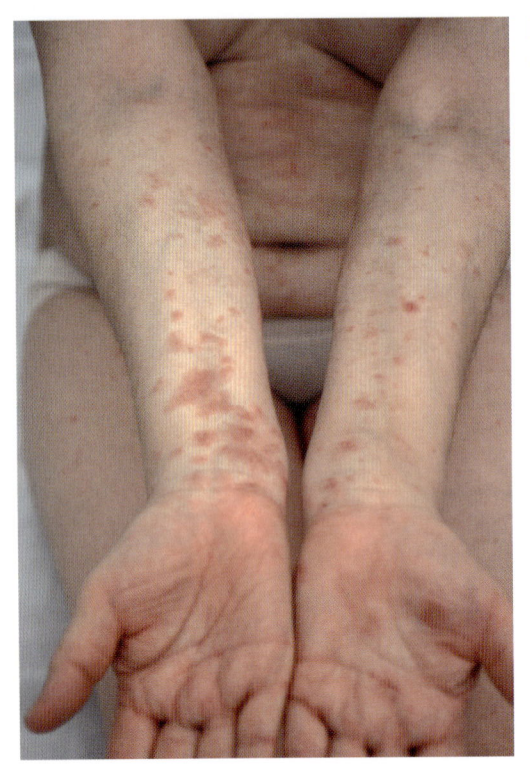

図1 60歳,女性
四肢を中心に顔面を除くほぼ全身に,軽度の鱗屑をつける米粒大から爪甲大までの浮腫性紅斑が播種状に散在していた.皮疹は手関節から前腕,上背部および大腿では密に分布し,強い瘙痒を伴っていた.指間部には皮疹を認めなかった.

▶ 鑑別疾患

　手指～前腕から始まり拡大してきたという経過から,多形紅斑様を呈した接触皮膚炎を考えた.ことに植物や使用外用薬による接触皮膚炎を疑ったが,接触原を見出すことはできなかった.
　全身に浮腫性紅斑が及んだ点からは,多形紅斑型の中毒疹や水疱性疾患も鑑別として考えられた.また,ステロイドを長期間使用していたために皮膚の乾燥が増悪因子となった皮膚炎も考えられた.

▶ 臨床診断

　初診時,ステロイド外用および内服が奏効していない状態と判断し,PSLの漸減に加えステロイド外用を中止,保湿剤の外用(1日15～20g程度)を開始した.
　1週間後には,紅斑は一部では消褪し新生も落ち着いたかにみえたが,2週間後のPSL内服中止時には腋窩・臀部などの間擦部に鱗屑を付ける湿潤性紅斑局面が新生するとともに,軀幹・四肢に胡桃大までの浮腫性紅斑が再燃した(図2).臀部の鱗屑性紅斑(図3)

▶ 症例

　初診の約3カ月前(10月),手指および前腕屈側に瘙痒を伴う紅斑が生じ,接触皮膚炎の診断にてステロイドを含む各種外用薬を処方されたが改善せず,徐々に全身性に拡大した.別の近医よりステロイド内服(セレスタミン®4錠およびPSL 30 mg)が追加併用されたが,軽快傾向に乏しいため,当科受診した(図1).なお,家族内に同様の皮膚症状を有する者はいないとのことであった.

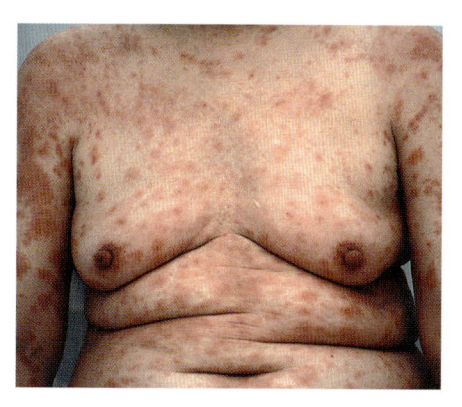

図2　2週間後の臨床像
ステロイド内服・外用を中止したところ，紅斑が著明に増加した．

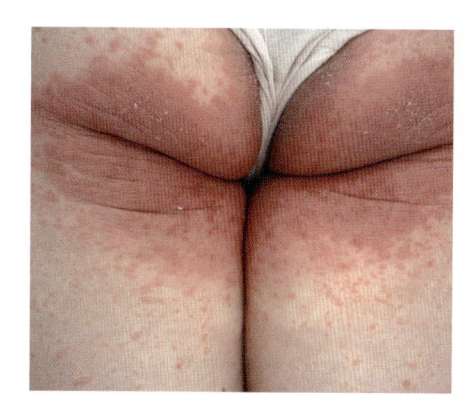

図3　臀部の臨床像
この部位の鏡検にて疥癬虫・卵を確認．

より鏡検を行ったところ，疥癬虫体・卵を多数確認したため，疥癬と確定診断した．

▶ 治療と経過

ストロメクトール®内服1回では，皮疹の消褪傾向に乏しく，軀幹を中心に胡桃大までの紅斑が残存していた．軀幹の紅斑からの再鏡検では疥癬虫・卵は検出されなかったが，臀部の再鏡検では少数ながら卵が再検出され，オイラックス®外用を重点的に行った．

その後，約2カ月の経過で徐々に消褪，治癒した．

▶ 振り返って考えたこと

本症例のもっとも特徴的な点は，疥癬としては非典型的な臨床像であろう．一般的に疥癬で認められる指間や臀部の丘疹は初診時認められず，多形紅斑を思わせる浮腫性の紅斑が全身に散在していた．そのため，多形紅斑の原因となりうる植物や薬剤，感染症の関与を考え，各種血液検査を行ったが有意な検査異常は確認できなかった．

振り返って考えてみれば，①初発部位が他者との接触を疑うべき手指～前腕であった（確定診断後，施設入所歴のある祖父の面倒をみていた．介護の際には祖父の頭を主に前腕で支えていた）こと，②手掌に紅斑が生じていたこと，③ステロイドが奏効しなかったこと，などからは疥癬を疑うべきであったと思われる．

さらに，ステロイド内服・外用中止，ストロメクトール内服後も拡大・悪化傾向が認められ症状が遷延した点も特記すべき点と考えられる．疥癬治療ガイドライン（第2版）によれば[1]，軀幹に生ずる激しい瘙痒を伴う紅斑性小丘疹は，ヒゼンダニの糞や脱皮殻などに対するアレルギー反応として生じてくるとされる．自験例で経験された治療中の症状の悪化は，ステロイド中止による免疫反応の回復によるアレルギー反応の亢進をみていたと考えられる．

一般に，ステロイドなどの免疫抑制剤は疥癬などの感染症を増悪させるため，使用中止が推奨される．しかしその一方で，アレルギー反応や炎症反応を抑制し，結果として臨床症状を軽減させている可能性がある．自験例でのステロイドの減量は，内服のみでなく外用においても緩徐に行うべきであったかもしれない．

■ 文献
1) 石井則久ほか：日皮会誌 117: 1, 2007

（水川良子）

コメント

「疑うものは救われる」
忘れてはならないステロイド外用薬と疥癬の関係

大槻 マミ太郎

■ 前項の③(p.82)を見るまでもなく，疥癬とステロイド外用薬との関係史は長く，かつ深い．疥癬は鑑別診断の1つとして疑ってさえいれば問題ないのだが，疑っていないと思わぬしっぺ返しを受けることになる．信ずるものは救われず(?)，疑うものは救われる，というべきか．

■ 以下に述べる**症例1**は岡山大の症例であり(荒田次郎名誉教授ご提供)，2002年の「Visual Dermatology」創刊第2号で既出だが，忘れ得ぬ小児のアトピー性皮膚炎と疥癬の貴重な合併例ということで，再度供覧させていただく．**症例2**は杏林大の症例であり(狩野葉子先生ご提供)，前医で類天疱瘡の疑診のもとにステロイド全身投与が行われた，稀な臨床像を呈した例である．**症例3**は結節性痒疹の診断で自治医大に入院した症例で，悪性リンパ腫を除外するために施行した皮膚生検によってはじめて，疥癬の診断が確定した忘れ得ぬ例である．

◆ **症例1：7歳，男児，1985年11月初診**
　乳児期よりアトピー性皮膚炎(以下AD)として治療されており，初診2カ月前から頸部以下の痒みがこれまでになく激しくなり，増悪した皮膚炎がプロピオン酸クロベタゾール(デルモベート®軟膏)にも抵抗性を示したため受診された．
　皮疹をよく観察すると，腋窩周囲まで多発している漿液性丘疹は細長く蛇行しながら皺襞に沿って配列しており**(図1)**，もともとADの苔癬化のある肘窩でも線状～蛇行状，連鎖状に連なる丘疹，膿疱がみられる**(図2)**．

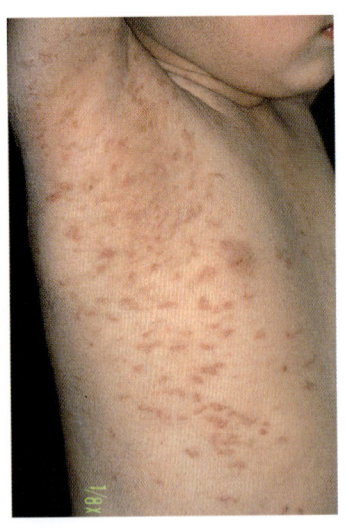

図1　症例1：7歳，男児
腋窩周囲に皺壁に沿って蛇行状に分布する漿液性丘疹．

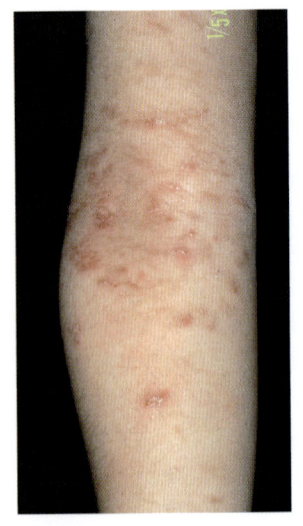

図2　症例1：肘窩の皮疹
肘窩でも同様の線状～蛇行状の皮疹がみられる．

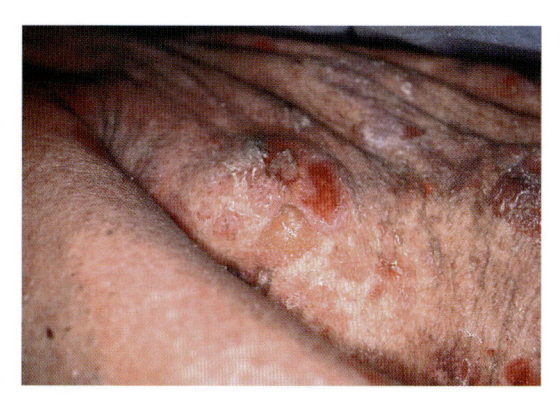

図3 症例2：68歳，女性
左上腕から腋窩，背部にかけてのびらんを伴う皮疹（脳梗塞後の麻痺があるため右側臥位にて撮影）．

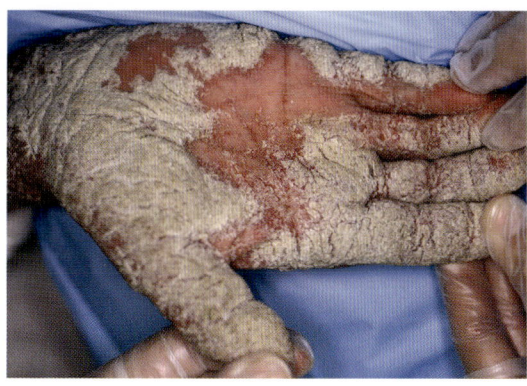

図4 症例2：手掌の局面

　丘疹から疥癬虫が検出され，ADの増悪も明らかにみられることから，ADと疥癬の合併と診断された．ADがあったために，強い瘙痒は原病の増悪によるものと判断されてステロイド外用薬がランクアップされ，その結果おびただしい数の疥癬トンネルを生じ，線状・蛇行状・連鎖状の特徴的臨床像を形成したものと考えられるが，疥癬トンネルが無数であったためにかえって見逃されたといえるかもしれない．

　このように体幹でも顕著な疥癬トンネルは，ATLやAIDSなどの免疫低下状態でもみられるが，単に寝たきり状態というだけでも，ステロイド外用が漫然と継続されれば生じうることも認識しておく必要がある．

◆ 症例2：68歳，女性，2007年9月初診
　初診約1年前から体幹に水疱が出現し，他医にて水疱性類天疱瘡を疑われPSL内服を開始されるが，皮疹は拡大したため受診．

　皮疹はびらん，痂皮も伴うが，鱗屑が顕著であり，丘疹と中毒疹様紅斑も存在する（図3）．手掌をみると顕著な角化局面があり（図4），KOH法にて手掌だけでなく，体幹からも無数の疥癬虫と卵が発見された．

　この例は，主訴となっている皮疹だけからみると水疱症も考えさせるが，手掌さえ一瞥すれば診断は容易なはずで，「疥癬を疑ったら手と指，間擦部，陰部を必ずみる」という鉄則の大切さをあらためて感じさせる．

コメント

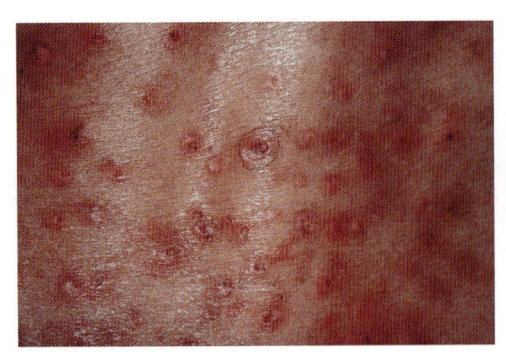

図5 症例3：55歳，男性
腰背部に結節が多発している．

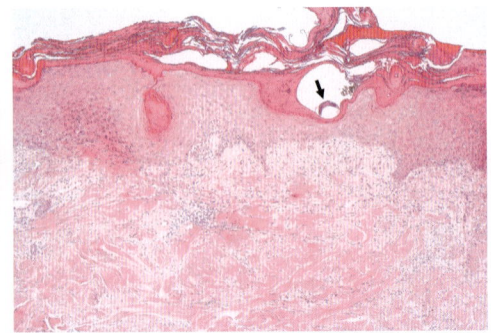

図6 症例3：病理組織学的所見
角層内の空洞の中に三日月型の虫体（断面）が認められる（→）．

◆ 症例3：55歳，男性，1999年初診

デルモベート軟膏外用でコントロール不良の結節性痒疹との診断にて当科入院 **(図5)**．

悪性リンパ腫を疑って入院後に施行した結節の皮膚生検では，異型リンパ球の浸潤はみられず，HE標本から角層内の疥癬トンネルが発見された **(図6)**．

この例のように，臨床的に疥癬の診断がつかず，病理組織で偶然輪切りにされた疥癬虫体が発見されて診断が確定する例は，数は少ないながらも，筆者の施設以外にも随所で（大学の附属病院が多い）教訓として活かされているようである．

このような紙面でないと紹介しにくい感もあるが，病理標本から診断された場合には，その患者に関わった医療従事者にもすでに感染していて，後に症状が生じる可能性がきわめて高い（自験例でもその例に漏れない）．疥癬診断後のアフターケアを徹底的に行うことが重要なのはいうまでもない．

■文献
1) 荒田次郎：J Visual Dermatol 1: 172, 2002

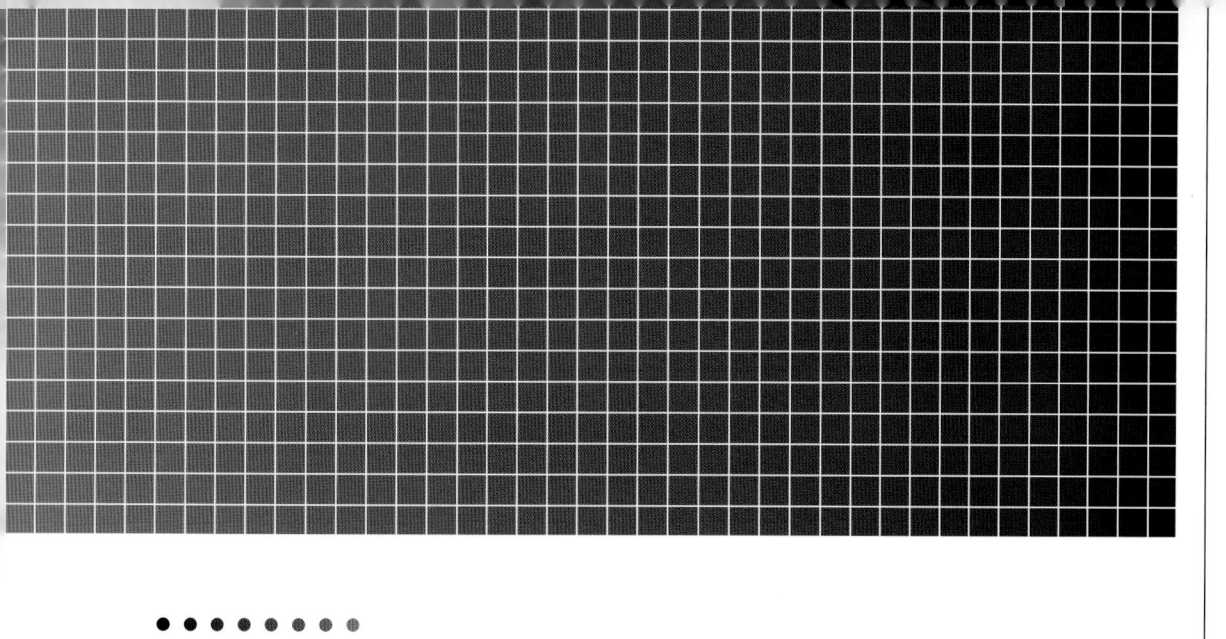

▶3章◀
これぞプロ！の使いこなし術

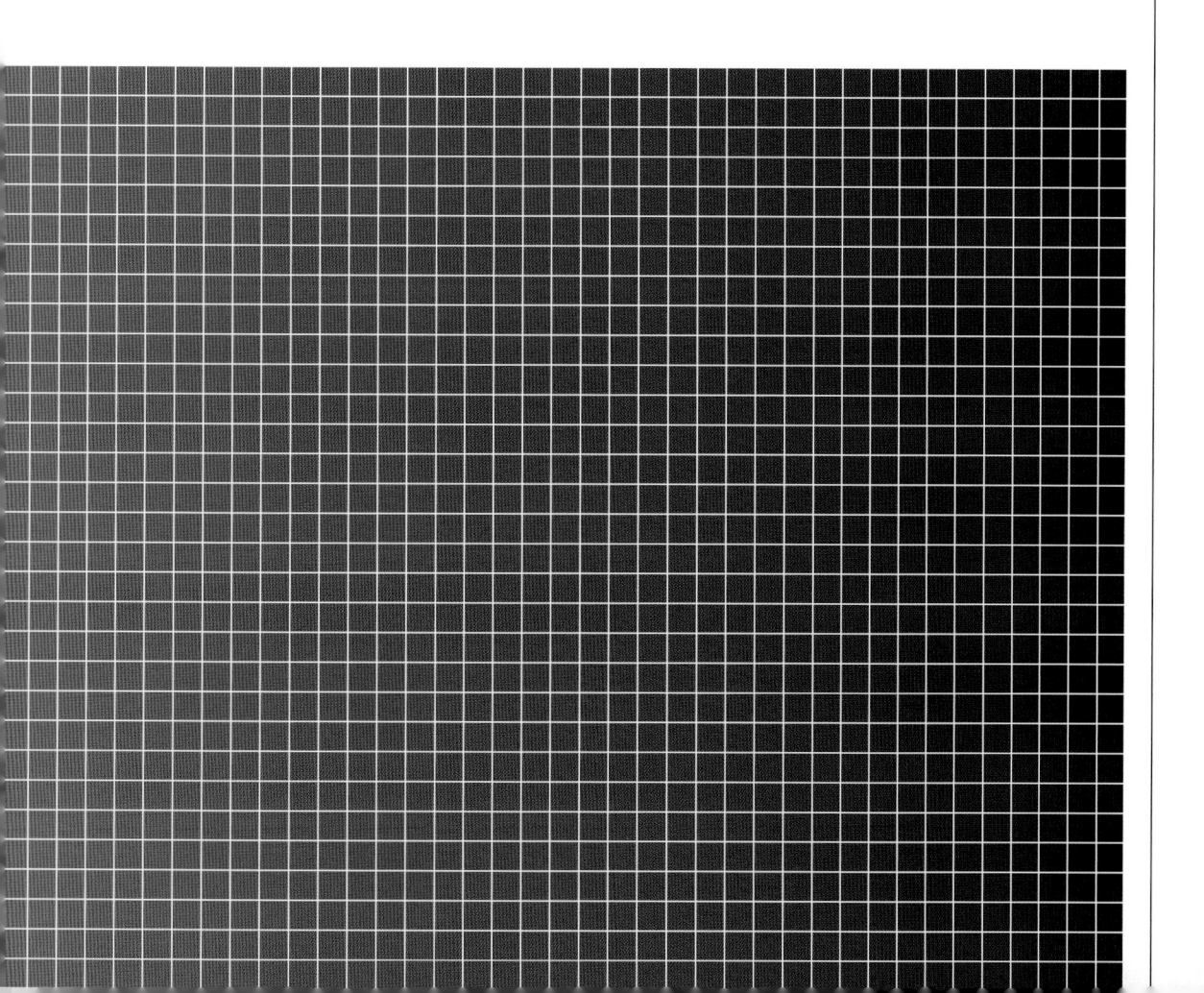

3章 これぞプロ！の使いこなし術
① ステロイド外用薬使いこなしの極意

3章総論：ステロイド外用薬の効力と剤型のメリットを最大限に引き出すために

▶ ステロイド外用薬使用の大いなるメリット

　1950年代に導入されて以来，その卓越した抗炎症作用によって皮膚科領域における外用療法の主役を演じ続けてきたステロイド外用薬は，内服薬や注射薬と比較して安易に使われる傾向があることも手伝って，1990年代になるといわゆるステロイド皮膚症，すなわちその長期連用による副作用がクローズアップされるに至った．その後アトピー性皮膚炎治療の，社会的とまでいえる混乱を招くことになるステロイドバッシングは，その副作用についての過大歪曲した情報が根底にあったのは周知のとおりである．ステロイド忌避の患者は減少したが今なお存在し，副作用の正しい理解が医師にとっても患者にとっても不可欠であることはいうまでもない．

　そこで本書の2章では，主にその副作用について重点的に，頻度の高いものも低いものも詳しく紹介した．しかし筆者が思うに，われわれ皮膚科医が日常診療で当然のことのようにその恩恵に浴しているステロイド外用薬最大のメリットは，ランクと剤型があることではなかろうか．そこで，3章ではこの「ランク」と「剤型」のメリットについて追求していきたい．

表1　ステロイド外用薬とタクロリムス軟膏の相違点

	ステロイド外用薬	タクロリムス軟膏
分子量	450〜520	822
正常角層の透過	あり	なし
バリア機能	セラミド産生も含め種々の機能を低下させる	脂質産生低下についての1報告のみ
細胞内作用点	転写因子 NF-κB，AP-1	転写因子 NF-AT
神経ペプチド枯渇作用	なし（刺激感なし）	あり（刺激感あり）
剤型	軟膏，クリーム，ローション，テープなど	軟膏のみ
効力	I群（strongest）〜V群（weak）の5段階	0.1％はIII群とほぼ同じ，0.03％はIII〜IV群の中間
局所性副作用	長期連用によって皮膚萎縮や毛細血管拡張を生じる	皮膚萎縮や毛細血管拡張は生じない
全身性副作用	強力なランクを長期間大量に外用すると副腎機能抑制を生じうる	規定内の外用量であればおこらない
発癌リスク	ランクと使用期間がリンパ腫発生のリスクを増大させるとの報告あり	増加させるという明確なエビデンスはない
タキフィラキシー	認められる	認められていない
使用経験	60年以上	約15年
薬価	100円／g未満	140円（小児用）/125円（成人用）／g

（薬価は2015年5月現在）

まず，ステロイド外用薬とタクロリムス軟膏の相違点をまとめた**表1**をご覧いただきたい．この表は，タクロリムス軟膏がステロイド外用薬に比して，局所性副作用と全身性副作用の点で優っていることを示すために使用する機会が多いが，逆にステロイド外用薬の利点をも，とくにそのランクと剤型において選択肢が多数あるという利点をも，明確にできるものでもある．

メリットその1：ランクの存在

ステロイド外用薬は**表2**に示すごとく，その抗炎症効果の強さの違いによってstrongest, very strong, strong, medium, weakの5ランク（I〜V群）に分類される．

至極当然と受けとめられているこのランクの存在は，他の薬剤ではインスリンのイメー

表2　ステロイド外用薬のランク

ランク	一般名	商品名
I群（strongest）	プロピオン酸クロベタゾール	デルモベート
	酢酸ジフロラゾン	ジフラール，ダイアコート
II群（very strong）	ジフルプレドナート	マイザー
	ジプロピオン酸ベタメタゾン	リンデロンDP
	フランカルボン酸モメタゾン	フルメタ
	酪酸プロピオン酸ベタメタゾン	アンテベート
	フルオシノニド	トプシム
	アムシノニド	ビスダーム
	吉草酸ジフルコルトロン	ネリゾナ，テクスメテン
	酪酸プロピオン酸ヒドロコルチゾン	パンデル
III群（strong）	プロピオン酸デキサメタゾン	メサデルム
	プロピオン酸デプロドン	エクラー
	吉草酸デキサメタゾン	ボアラ，ザルックス
	ハルシノニド	アドコルチン
	吉草酸ベタメタゾン	リンデロンV，ベトネベート
	フルオシノロンアセトニド	フルコート
	プロピオン酸ベクロメタゾン	プロパデルム
IV群（medium）	吉草酸酢酸プレドニゾロン	リドメックス
	トリアムシノロンアセトニド	ケナコルトA，レダコート
	プロピオン酸アルクロメタゾン	アルメタ
	酪酸ヒドロコルチゾン	ロコイド
	デキサメタゾン	グリメサゾン
	酪酸クロベタゾン	キンダベート
V群（weak）	プレドニゾロン	プレドニゾロン

※なお，テープ剤については明確なランク分けはなされていない．（2015年5月現在）

ジに近いといえばよかろうか．しかし一般的には，このようなランク分けは稀である．

実際の治療に際しては，以下に述べる①**疾患の種類**，②**症状の程度／重症度**，③**皮疹の部位**，④**年齢の別**などを総合的に考慮し，薬効のランク分類を念頭に置いて，初期治療として適切なステロイド外用薬を選択することが求められる．一般に作用の強いものほど副作用も出やすいので注意が必要だが，短期集中治療という条件であれば，強力なランクも選択しうる．

① 疾患の種類（症例②-1，3〜8）

一般に症状が慢性に経過するアトピー性皮膚炎や乾癬では，長期連用による副作用を最小限に抑える目的で，病変をコントロールできるもっともランクの弱い外用薬を用いるのが望ましいが，接触皮膚炎をはじめとする急性湿疹病変の初期治療としては，十分強力なランクを用いるのが衆目の一致したところであろう．

急性病変の場合は一般に角層のバリア機能が低下しており，ステロイド外用薬が吸収されやすくなっているので，弱いランクでもそれなりに有効ともいえる．しかし，より強力な外用薬を用いればより速やかな効果が期待でき，短期間で治癒せしめることで副作用もリバウンド現象もおきにくい．実際のところ，顔面でも1週間程度ならstrongestのものを使用しても問題はないとされる．②-1の接触皮膚炎の症例（p.96）がよい例である．

②-3〜8（p.102〜117）については，急性病変ではなくむしろ慢性の，とくに長期にわたる経過を特徴とするものばかりだが，ランクの強いものを必要とするには訳がある．Vidal苔癬の本態は慢性湿疹ではあるが，strongestクラスを毎日塗っても治癒までに2週間程度はかかるというのが常識である．DLEや扁平苔癬は，やはり十分な強さのステロイド外用薬で十分な期間治療しないと効果が現れず（汎発する場合はステロイドを含む免疫抑制薬の内服という選択肢もある），またもともと瘢痕を残す可能性があるだけでなく，有棘細胞癌の発生母地となりうることからも，しっかりとした初期治療が求められる．前治療として用いられていたvery strongからstrongestにランクアップすることで，略治せしめることができた②-7の扁平苔癬の症例（p.113）がそのよい例といえよう．

② 症状の程度／重症度（症例②-2）

アトピー性皮膚炎を例にとると，厚生労働科学研究による治療ガイドライン2008（**図1**）では皮疹面積を重視したグローバルな重症度と年齢によって，使用するステロイド外用薬のランクの上限の目安が設定されているのに対し，日本皮膚科学会の診療ガイドラインでは個々の皮疹の重症度を指標として，おのおのに相応しいランクの外用薬を選択することの重要性が説かれている（重要なポイントを**表3**にまとめた）．

本書ではアトピー性皮膚炎診療ガイドラインの解説は差し控えるが，ランクの強いステロイド外用薬の使い方で唯一強調したいのは，②-2の小児アトピー性皮膚炎の症例（p.99）に示すように，小児の顔面であっても短期間であれば，very strongクラスを使用すべきセッティングが存在するということである．一方，ランクの強いステロイド外用薬でもコントロールできない皮疹が広範囲に存在する場合には，シクロスポリンの内服を併用する方法もある（ただし16歳未満の小児は適用外）．

③ 皮疹の部位（症例②-5，9）

ステロイド外用薬の経皮吸収には経表皮的と経毛包的経路があるため，一般に角層が薄く毛包が多い部位，すなわち顔面や陰股部では吸収がよく，反対に掌蹠などのように角層が厚く毛包のない部位では吸収が悪い．したがって，掌蹠などでは必然的にvery strong以上のクラスを用いる機会が多くなるが，②-9の掌蹠膿疱症の症例（p.118）のように自信をもってstrongestを使えるセッティング

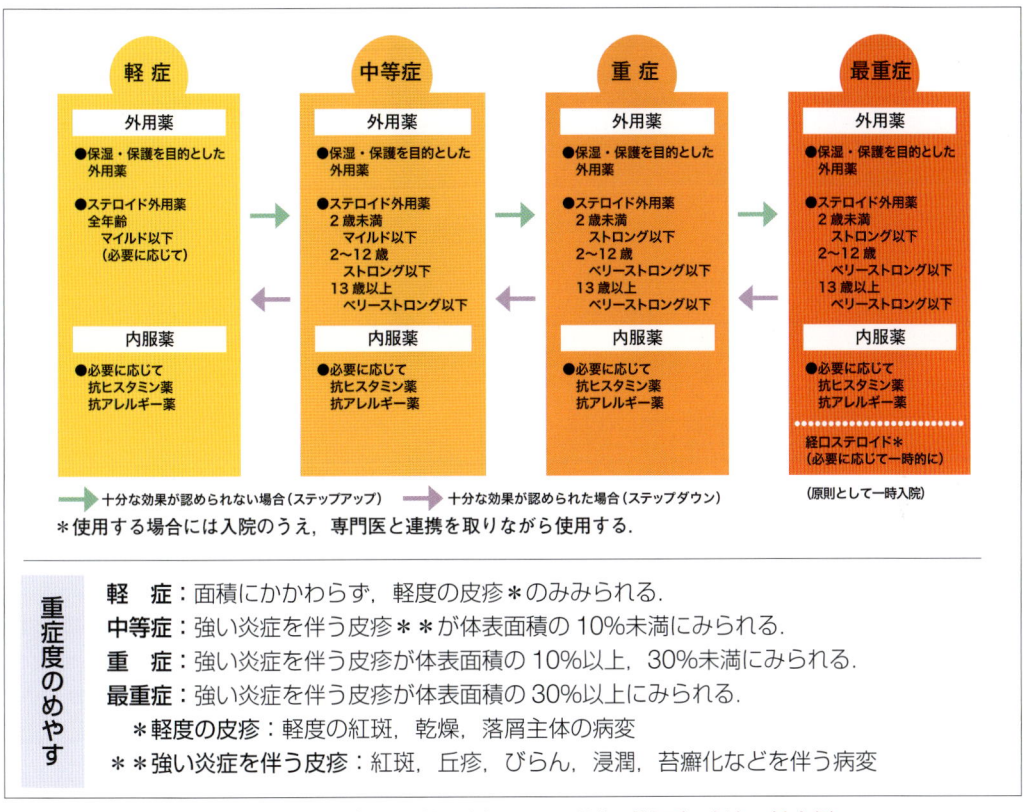

軽症	**中等症**	**重症**	**最重症**
外用薬 ●保湿・保護を目的とした外用薬 ●ステロイド外用薬 全年齢 マイルド以下 （必要に応じて）	**外用薬** ●保湿・保護を目的とした外用薬 ●ステロイド外用薬 2歳未満 マイルド以下 2～12歳 ストロング以下 13歳以上 ベリーストロング以下	**外用薬** ●保湿・保護を目的とした外用薬 ●ステロイド外用薬 2歳未満 ストロング以下 2～12歳 ベリーストロング以下 13歳以上 ベリーストロング以下	**外用薬** ●保湿・保護を目的とした外用薬 ●ステロイド外用薬 2歳未満 ストロング以下 2～12歳 ベリーストロング以下 13歳以上 ベリーストロング以下
内服薬 ●必要に応じて 抗ヒスタミン薬 抗アレルギー薬	**内服薬** ●必要に応じて 抗ヒスタミン薬 抗アレルギー薬	**内服薬** ●必要に応じて 抗ヒスタミン薬 抗アレルギー薬	**内服薬** ●必要に応じて 抗ヒスタミン薬 抗アレルギー薬 ●経口ステロイド* （必要に応じて一時的に） （原則として一時入院）

→ 十分な効果が認められない場合（ステップアップ）　　← 十分な効果が認められた場合（ステップダウン）
＊使用する場合には入院のうえ，専門医と連携を取りながら使用する．

重症度のめやす
軽　症：面積にかかわらず，軽度の皮疹＊のみみられる．
中等症：強い炎症を伴う皮疹＊＊が体表面積の10%未満にみられる．
重　症：強い炎症を伴う皮疹が体表面積の10%以上，30%未満にみられる．
最重症：強い炎症を伴う皮疹が体表面積の30%以上にみられる．
　＊軽度の皮疹：軽度の紅斑，乾燥，落屑主体の病変
＊＊強い炎症を伴う皮疹：紅斑，丘疹，びらん，浸潤，苔癬化などを伴う病変

図1　AD治療ガイドライン（厚生労働科学研究）による薬物（外用）療法の基本例
（『アトピー性皮膚炎治療ガイドライン2008』p.5, p.7より一部改変）

表3　個々の皮疹の重症度によるステロイド外用薬のランクの選択

浸潤が少ない紅斑が主体で軽度の鱗屑がみられるもの	mediumからstrongクラス
丘疹が主体のもの	strong，ときにvery strongクラス
苔癬化の強い皮疹	very strongクラス
難治性の痒疹結節	very strong，ときにstrongestクラス （strongestクラスは綿棒などで皮疹部位にのみ塗るよう指導する）

（日本皮膚科学会アトピー性皮膚炎診療ガイドライン2009を参考に作成）

で著効が得られる一方，安易に漫然と使用していると掌蹠といえども顕著な皮膚萎縮を来す場合もあるので，注意が必要である．
　毛包が多く吸収がよい頭皮も，諸刃の剣といえる部位である．strongestのローション（とくにデルモベート®スカルプローション）

は，症例②-14（p.132）のように著効を示すこともあるが，年余にわたって処方されている例で，ときに頭皮の酒皶様皮膚炎ともいうべき患者に遭遇する．実は筆者は，乾癬なども含め頭皮にはstrongestクラスを定期処方していない．

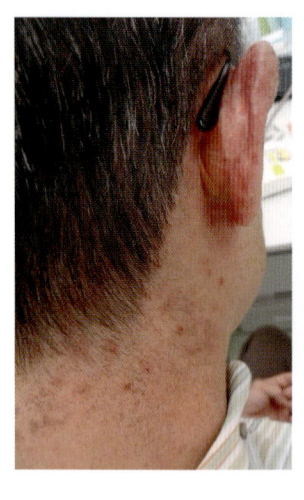

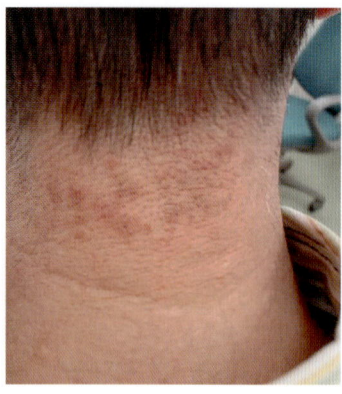

①ステロイド外用薬使いこなしの極意
①3章総論：ステロイド外用薬の効力と剤型のメリットを最大限に引き出すために

図2　頭部の長期使用の落とし穴
40歳，男性．strongestクラスのローション製剤を長期間塗り続けた結果，頭皮だけでなく項部，耳介にも及ぶ酒皶様皮膚炎が生じた．

　図2は，strongestクラスのローション製剤の長期使用により，後頭髪際から項部，耳後部にかけて毛孔一致性丘疹とびまん性紅斑，毛細血管拡張を生じた症例である．患者にとっては見えない部分であり，また塗っている方が刹那的であれ効果を感じるため，盲目的に塗り続けることが多いが，医師にとっても頭皮は診察しづらいため，症状が消失しないかぎり漫然としたDO処方になりやすい．図2では症状が被髪頭部の髪際を超えて拡大したので容易に目にとまったが，よく見ると頭皮の中にもびまん性紅斑が存在するのがわかる．タクロリムス軟膏による酒皶様皮膚炎と違って，このようなケースは症例報告にはならないが，実は至るところに潜在していると思うのは私だけではあるまい．症例②-⑭（p.132）のように脱毛のため逆に症状が見やすい特殊な場合は別として，患者にとっても医師にとっても症状を判別しづらい頭皮は，strongestクラスのローションの長期連用は避けたい．

④ 年齢（症例②-②　p.99）

　成人と比較して，乳幼児ではステロイド外用薬の経皮吸収が高く，また高齢者では吸収は高くないものの角層のturn-overが遅延していて外用薬が長時間貯留しやすいことから，一般に強力なステロイド外用薬を必要としないことが多い．

　しかしながら症例②-②（p.99）のように，小児の顔面であっても短期間であればvery strongクラスを使用するのがきわめて有用であることは，すでにp.90の②でも述べた．以前はこのような強力なランクを使用する機会がほとんどなかったが，抗炎症効果がstrongクラスとほぼ同等とされるタクロリムス軟膏の登場によって，逆にvery strongクラス以上のステロイド外用薬の使用価値が高まったともいえよう．

▶ **メリットその2：豊富な剤型（症例④-①～⑤　p.143～155）**

　当たり前のように使っているステロイド外用薬の剤型—すなわち軟膏，クリーム，ローションやゲル，テープなどであるが，まずこれらの剤型によって適応となる病変が異なることを認識しておかなければならない（**表4**）．たとえば，簡便化されたODT（occlusive dressing technique）療法といえるステロイドテープ剤は，一般にVidal苔癬を含む慢性湿疹の苔癬化局面や乾癬，ケロイドの局面などに対して使用される．

　本書の3章④「剤型選びの工夫とコツ」（p.143～155）では，剤型選びのコツと

92

表4　ステロイド外用薬の剤型とその特徴

基剤	適応病変	長所	短所
軟膏	びらん・潰瘍を含むあらゆる病変	効果が確実 安全性が高い	べたつく てかてか光る
クリーム	一般に湿潤面には用いない	べたつかない 水で洗い流せる	刺激性がある 乾燥しすぎる
ローション・ゲル	被髪頭部など有毛部の病変 虫刺症	発汗時でも使用感がよい	刺激性がある
スプレー	日光皮膚炎など 一般の使用は限定的	塗布時の痛みがない	刺激性がある フロンガスの問題
テープ	肥厚性・亀裂性の病変	効果が強力（ODT） 搔破が防止できる	切り貼りが煩わしい 毛包炎を誘発する

工夫に焦点を当てたが，古くて新しいといえる爪や口腔粘膜病変をはじめ，Stevens-Johnson症候群の眼病変，ストーマ周囲の病変に対する剤型選択など，最近皮膚科関連の学会で注目を集めているトピックについても，アップデートな解説がなされている．

▶裏ワザ的使用法について
（症例③-①〜③ p.135〜142）

ステロイドの薬理作用としてよく知られているものに，血管収縮作用，抗炎症作用，免疫抑制作用，細胞増殖抑制作用などがある．中でも細胞増殖抑制は表皮細胞を含め，ありとあらゆる細胞に作用が及ぶことを忘れてはならないが，逆にそれを利用する手もある．それが3章③で紹介した，「strongestクラスの裏ワザ的使用法」である．

症例③-①（p.135）以下に紹介した症例は，血管拡張性肉芽腫，陥入爪の肉芽，褥瘡の肉芽など，いずれも過剰肉芽がみられる場合の対処法である．良好な肉芽組織は創傷治癒には必要不可欠なものであるが，その機転が過剰に働いて線維芽細胞や血管内皮細胞の増殖が過剰になってくると，線維芽細胞増殖因子などのように肉芽形成を促進する外用薬とは逆に，細胞増殖に抑制的に働く外用薬が必要になってくる．

ただしこの場合，びらん潰瘍面に対してステロイドを外用するわけであるから，二次感染を誘発助長してしまうのではないかという不安がつきまとう．しかし，数日間の使用なら通常は問題なく，実際に抗菌薬の投与が必要な場合は局所では不十分で全身投与をすべきであり，局所でステロイド外用が必要ならば，内服抗菌薬と併用すればよい．

接触皮膚炎を含む，何らかの皮膚炎を合併した足白癬の場合にも同じことがいえる．この場合，外用は抗真菌薬ではなく，ステロイド外用薬を選択するのが正しく（1週間程度の外用であれば問題ない），抗真菌薬としては内服で併用するのが望ましい．東南アジア諸国などでは，水虫の市販の外用薬にさながら隠し味のごとく，抗真菌薬にステロイドが混じっているという．あながち根拠がないわけではないともいえるが，製剤としてあらかじめ混合されていると不可避的に連用することになるので，さまざまな問題が生じてくる．

▶外用と内服との優先順位について
（症例②-⑪〜⑭）

ステロイド外用薬の適応疾患（p.74）を今一度眺めてみよう．表皮の炎症を来す湿疹・

皮膚炎群，そして病変の主座は真皮にあるが表皮にも炎症が及ぶ皮膚疾患は，感染症でないかぎり，すべてステロイド外用薬の適応となるといってよいだろう．

しかし，この中でも多型滲出性紅斑（erythema exsudativum multiforme：EEM），天疱瘡や類天疱瘡，菌状息肉症をはじめとして，通常外用ではコントロールが困難な疾患が含まれているのは，ある意味では専門医向けの試験問題にしたいポイントともいえる．

たとえば外用抵抗性のEEMや自家感作性皮膚炎では，プレドニゾロン20 mg/日程度のステロイド全身投与が外来でもよく行われるし，ましてやStevens-Johnson症候群やTENに進展する例では外用の効果をみている暇などないはずで，全身投与でさえもタイミングを失すればステロイド以外の治療，すなわち血漿交換やγグロブリン大量投与を即刻検討しなければならない．また自己免疫性水疱症や膠原病では，外用はあくまで補助的なものであり，内服が治療の主体となることはいうまでもない（投与量が皮膚病変で決まる水疱症に対し，膠原病では皮膚以外の症状のほうが重要となるが）．

しかるに，である．ステロイド全身投与を考慮すべき疾患では，ランクを上げて外用に固執しても一般に有用とはいえないのだが，本書で呈示した症例②-[11]〜[14]は，いずれもステロイド全身投与の適応となる疾患であるにもかかわらず，外用薬のランクをあえて最強にすることで，全身投与よりも全身性副作用発現のリスクを軽減しえたと考えられる貴重な症例である．

とくに②-[13]（p.130）の水疱性類天疱瘡症例は，ステロイド外用薬の全身性副作用というより，全身吸収を逆手にとったともいえる使用法を提示しており興味深い．内服に換算すると，一般にstrongestクラスの単純塗擦1日10 g（ODTなら1日5 g）がステロイド1日1錠内服にほぼ相当するとされるが，ステロイドに対する感受性は個人差が大きいことを認識しておく必要がある．なお類天疱瘡はびらん面，そして壊疽性膿皮症は潰瘍面があり，ステロイド外用は一般には躊躇されるセッティングではあるが，そこを打破する思い切りも時には大切である．

また，②-[14]（p.132）の脱毛症症例はODTすなわち密封療法に関するものである．ODTはステロイドの経皮吸収が高まるうえに掻破の防止にもつながるため，通常は頑固な慢性病変に用いるが，ここでは頭皮から全身への吸収をも念頭に置いて集中的な外用を行った興味深い例が供覧されている．難治性の円形脱毛症では，ステロイドミニパルス療法の有用性も議論される一方で，このような局所投与法の選択肢もあることを覚えておくべきであろう．

分子標的薬の皮膚反応について（症例②-[6]，[10] p.110, 121）

症例②-[6]（p.110）と[10]（p.121）は，近年増加している抗悪性腫瘍薬による皮膚反応である．

このような症状は，薬剤を直ちに中止すべき重篤な副作用とはいえない．コンサルトを受けた皮膚科担当医としてはむしろ，皮膚症状が発現したほうが逆に予後がよいとする事実もあることを踏まえ，原発巣ないし転移巣に有効と考えられる薬剤を継続可とする代わりに，皮膚症状に対してはstrongestクラスの使用も辞さない積極姿勢が見せられるかどうかが，専門医としての腕の見せどころといえる．

さいごに，教訓となる症例を2つ

さいごに，"手湿疹"の貴重な臨床写真を2つ提示したい．

図3と図4は，いずれも手の難治性皮膚炎の症例である．どちらも近医を転々としたあげく自治医科大学附属病院を受診して

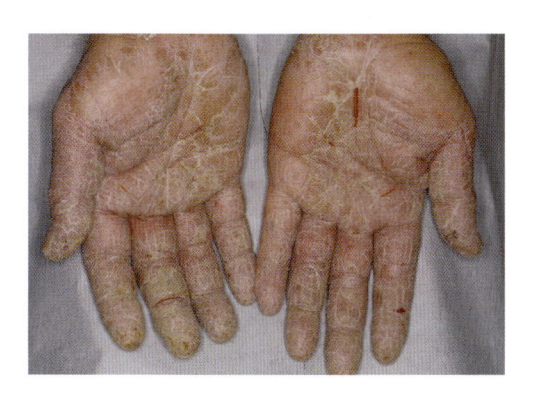

図3　58歳，男性．接触皮膚炎
手掌〜手指の角化と亀裂が顕著な紅斑．自分でひそかにマムシの焼酎漬けを長期間外用していた．

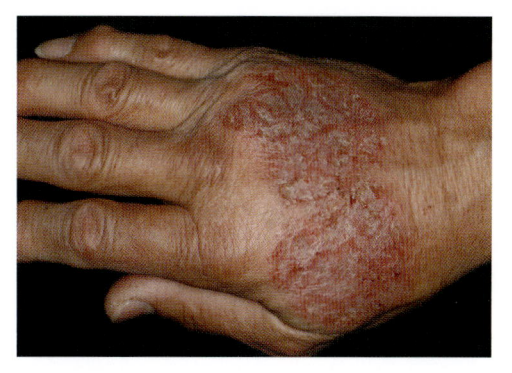

図4　63歳，男性．貨幣状湿疹
手背の湿潤傾向のある鱗屑，痂皮の顕著な局面．very strong クラスの外用で軽快せず来院．

いるのだが，大きく異なるのは，図3の症例は2年以上に及びstrongestクラスの外用をくり返しても軽快しなかったのに対し，図4の症例はvery strongクラスが処方されていたものの，よく聞きただしてみると患者は3日間くらいしか外用を継続せず，近医を転々としていた点である．

図3の症例は，実は本人がよかれと思って一緒に塗っていたマムシの焼酎漬けが隠れた接触原となっており，これを（やっとのことで）聴取し中止させることで，積年の悩みは解消した．

図4は，接触原は見出せなかったので貨幣状湿疹の診断にとどまるが，strongestクラスへのランクアップと亜鉛華軟膏の重層貼付，それに治療継続の指導と10日後の再診予約を守らせることで著明な改善をみた．ちなみにこの患者は，以前検診で指摘された高血圧を放置しており，初診時に皮膚科外来で測定した血圧は収縮期が230，拡張期も120を超えている状態で，循環器内科に即刻コンサルトとなった．このことは外用コンプライアンスの低さとともに，患者の性格を象徴する一コマともいえる．

このように，一口に"手の湿疹"といえども，かたやstrongestを盲目的に続けるだけ，かたやまったく真面目に塗っていない，というわけで，コンプライアンスが正反対のこともある．皮膚科医であれば，接触皮膚炎を疑うなら強力なステロイド外用とともに，当然のことながら原因検索を怠ってはならないし，患者側の要因で思ったほどの有効性が引き出せない場合もあることを認識していなければならない．strongestクラスの処方にあたっては，アンテナを目一杯活用して正しい状況判断をするよう努めていないと，処方する資格を問われることにもなろう．

（大槻マミ太郎）

▶3章◀ これぞプロ！の使いこなし術

②恐れずに使おう，strongest！

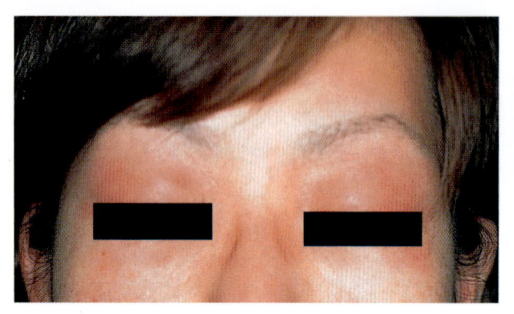

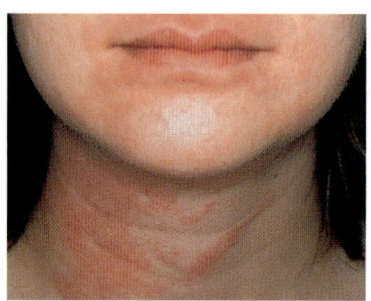

1 顔の接触皮膚炎

28歳，女性
顔面，とくに眼囲，前額及び耳周囲に浮腫性紅斑が分布．頸部にも強い浮腫を伴った紅斑が目立つ．

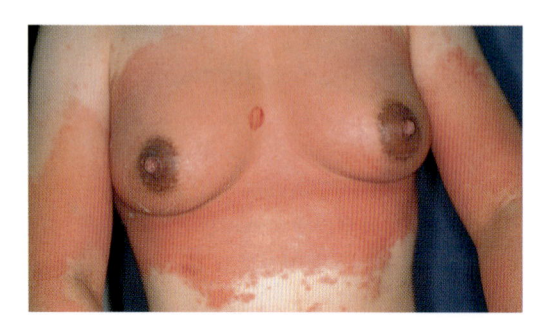

軀幹の臨床像
初発症状の出た乳房の周辺から胸全体，さらには両上肢にも強い浮腫を伴った紅斑が拡大している．

▶ 症 例

　授乳中の女性が，胸から始まり，上肢，顔面頸部に拡大した，強い痒みを伴う浮腫性紅斑を主訴に来院．授乳中の乳首周辺から症状が出現し，近医でvery strongクラスのステロイド外用薬（アンテベート®軟膏）を処方され，外用していたが，症状は軽快することなく悪化拡大したため，紹介受診となった．症状悪化中も授乳は頑張って継続していた．

▶ 鑑別疾患と臨床診断

　臨床症状から接触皮膚炎を強く疑った．薬疹や，顔面皮疹からはウイルス性発疹症，皮膚筋炎などの膠原病が鑑別疾患にあげられるが，背中や下半身にはほとんど発疹がなく，陰部を含む粘膜症状もなかったため否定的だった．
　顔面頸部の発疹の分布はサクラソウによる接触皮膚炎のように手でよく触る眼囲，前額，下顎，耳周囲，頸部に認められたため，授乳

中の乳首の清潔を保つために何らかの消毒薬などを使い，それによって接触皮膚炎をおこしたものと推測したが，問診では，何もそのようなものは用いていないとのことだった．

近医でアンテベート軟膏を処方される前にOTCで何らかの非ステロイド系外用薬を購入し外用した可能性も考え問診したが，否定された．

問診上，聞き逃した点が1つだけあったことにあとで気がつくが（後述），この時点では，非常に稀ではあるがアンテベート軟膏による接触皮膚炎をもっとも強く疑い，患者からの申告はないものの，激しい臨床像から非ステロイド系外用薬を知らず知らずに使っていたのでは，と疑惑の念を持ちながら治療を開始した．

治療及び経過

授乳は中止され，児は祖母によって人工栄養で育てられ，患者は入院となった．炎症症状が強く，激しい接触皮膚炎の増悪中であることから，コハク酸ヒドロコルチゾン（ソル・コーテフ®）500 mg 2日，300 mg 2日の点滴静注に加え，眼囲のみデキサメタゾン（サンテゾーン®眼軟膏）を外用，他は顔面頸部を含めすべてにstrongestクラスのステロイド外用薬（デルモベート®軟膏）を外用した．軽快傾向を認めた4日後から顔面頸部はstrongクラスのステロイド外用薬（リドメックス®軟膏）に切り替えられ，さらに軽快した時点でアンテベート軟膏及び疑惑の念を抱いていたアンダーム軟膏のas isパッチテストを予定していた．

入院治療中，児の面倒を見ている祖母（患者の母）が見舞いのため来院，児の様子を聞くと，人工栄養で問題なく暮らしているとのことであった．さらに祖母は，児は，生下時から顔に湿疹が出やすいのですと述べ，それでは一度連れていらっしゃいと申し上げると，大丈夫です，私が近医でもらってきた薬を塗って，調子はよくなっていますからとのことだった．さらに祖母から，近医は，これはステロイドではないので赤ちゃんでも安全ですよと説明していることも聞き取れた．

後日，祖母が持参した薬がアンダーム®軟膏であることを確認し，アンダーム軟膏によるas isパッチテストで強陽性を示したことで，成分パッチテストまでは行っていないが，確定診断とした．

軽快退院後再発はなく，一時的に顔面に用いたstrongestクラスのステロイド外用薬による局所副作用もまったく認めていない．

本症例のポイント

第1のポイントは，このような非ステロイド外用薬による激しい接触皮膚炎に対しては，顔面頸部であろうとも短期間strongestクラスのステロイド外用薬を用いてもまったく問題ないという点であり，この症例では，前額部，耳周囲，下顎（写真では見えない）に頸部，胸部，上肢とともにデルモベート軟膏を外用した．

第2のポイントは，もっとも危険視されるstrongestクラスのステロイド外用薬の対極にあると思われている，"もっとも安全"で危険視されていない非ステロイド系外用薬が一番危険だったという点であろう．問診の甘さから，当初は接触原にアンテベート軟膏が疑われたが，授乳中，乳首周囲から発症，図のような臨床像から，赤ちゃんの頬にアンダーム軟膏が外用されている可能性を想像し，問診すべきだったと反省している．

◆ strongest選択の理由

この症例でも近医でのvery strongクラス外用が無効であったため，あえてstrongestクラスを用いた．しかし，ソル・コーテフの点滴も行われており，外来で治療するなら，プレドニゾロンの内服で対応すれば，外用はそれほど強力でなくてもいいのではないかとの意見も当然あるだろう．

②恐れずに使おう，strongest！
①顔の接触皮膚炎

　たしかに外用は，very strong あるいは strong クラスのステロイド外用薬でも十分だったのかもしれない．しかし，短期間の strongest クラスのステロイド外用薬の顔面への使用がどこまで危険なのだろうか？ とくにアンダーム軟膏の接触皮膚炎は，炎症が激しく，症状が遷延しやすい傾向が強く，これまでの症例でも strong クラスのステロイド外用薬で効果が乏しく，very strong クラスに変更した経験があり，この症例ではあえて very strong クラスを用いた．メリハリを利かせた，皮膚科専門医の外用療法のコツとして供覧した．

　乾癬治療では有名で sequential therapy の提唱者の John Koo 教授（カリフォルニア大学）が，2008 年の乾癬学会での講演で sequential therapy の phase Ⅱ で行う，月曜から金曜までビタミン D3 軟膏，土曜と日曜のみ strongest クラスのステロイド外用薬という治療メニューでは，ステロイドの副作用は心配ない，と強調していたのが印象的だったが，そのエビデンスに関しては，不明である．

　しかし，このような用い方に批判的な先生方の中にも，慢性蕁麻疹などでセレスタミンを安易に長期処方していることがあったりして，ステロイド使用のメリハリに関して，まだまだコンセンサスが得られていないように実感している．

■文献
1) 江藤隆史：J Visual Dermatol 6: 1034, 2007

（江藤隆史）

▶3章◀ これぞプロ！の使いこなし術
②恐れずに使おう，strongest！

② 小児アトピー性皮膚炎

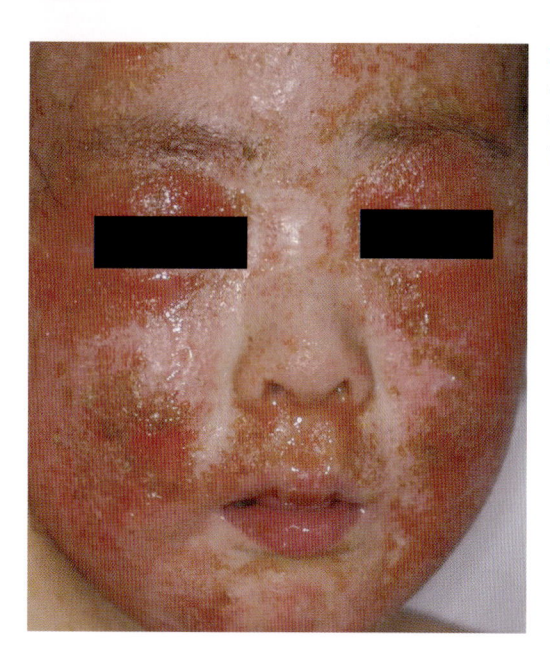

3歳, 男児, 2002年12月初診. 入院時の臨床像
機嫌悪く, 体幹四肢には漿液性丘疹・点状びらん・苔癬化局面や痒疹が多発. 鼻を除く顔面のほぼ全面, 紅斑と点状びらん, 滲出液と黄色痂皮に覆われ, とくに目周囲の皮疹が強い.

▶ 症　例

　既往歴に小児喘息（入院歴あり），家族歴は母に花粉症，妹に乳児湿疹．生後5〜6カ月ごろより湿疹が出現し，近医で非ステロイド系消炎外用薬やweakからstrongクラスのステロイド軟膏を処方されていた．2歳半ごろから徐々に悪化．最近では顔にmediumクラスのステロイド軟膏を処方され使用していたが，母親が外用の効果なしと考え，1カ月前，治療を中止した．皮疹は急速に悪化し日常生活が困難となったため当院を受診，母親付き添いのもと入院となった．

▶ 鑑別疾患と臨床診断

　既往歴に小児喘息，家族歴に乳児湿疹，花粉症あり，皮疹は慢性にくり返す湿疹であることからアトピー性皮膚炎と診断した．
　採血では好酸球4％，LDH 618 mU/ml，IgE 2,409 U/ml．IgE RAST値ヤケヒョウヒダニ，ハウスダストに強陽性．顔面の細菌培養からメチシリン耐性黄色ブドウ球菌（MRSA）2＋であった．
　鑑別としてはまず，接触皮膚炎であるが，今回治療中止により悪化していることから，アトピー性皮膚炎の増悪と考えた．
　小豆大のびらん，痂皮が多発しており，

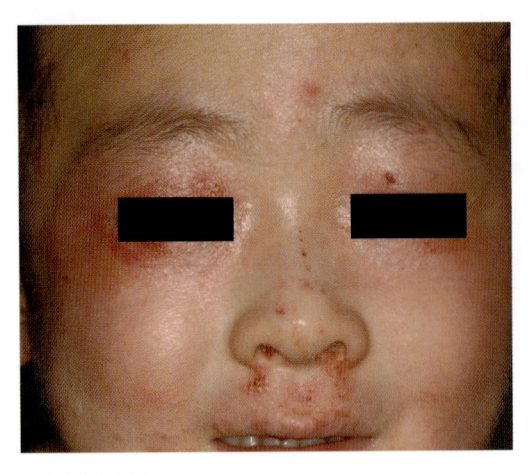

②恐れずに使おう，strongest！
②小児アトピー性皮膚炎

退院時臨床像
小児用タクロリムス軟膏，部分的に very strong クラスのステロイド軟膏を重層．紅斑，痂皮はまだ残存するが，滲出もなく瘙痒もかなり軽快した．

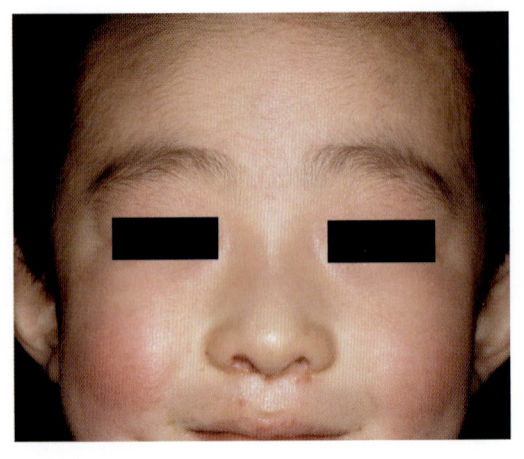

退院1カ月後
小児用タクロリムス軟膏とワセリンを顔面に使用中．紅斑はほぼ消失した．

膿痂疹の合併も考えられた．実際，顔面の細菌培養したところ，メチシリン耐性黄色ブドウ球菌（MRSA）2＋であった．

▶ 治療と経過

入院のうえ，抗ヒスタミン薬内服，セフェム系抗生剤の内服に加え，1日1回，入浴洗浄後に体幹・四肢に保湿薬と very strong クラスのステロイド軟膏を外用し部分的に亜鉛華単軟膏リント布貼付，顔面にも very strong クラスのステロイド軟膏外用，亜鉛華単軟膏リント布で覆い搔破を防いだところ，瘙痒と皮疹は速やかに軽快した．

6日目から，亜鉛華単軟膏リント布の使用を終了．顔面に小児用タクロリムス軟膏を開始し，9日目に退院となった．

退院後は，抗ヒスタミン薬の内服とタクロリムス軟膏外用を主とし，部分的に顔は medium クラス，体は very strong クラスのステロイド軟膏の使用を継続していたが，退院2週間で，顔面の紅斑・瘙痒がなくなり，顔へのステロイド軟膏の使用を終了した．

顔面の皮膚の萎縮や毛細血管拡張などのステロイド皮膚症の所見はみられていない．

▶ 本症例のポイント

◆ 小児の顔面でも very strong クラスのステロイド外用が適応となる場合

小児の顔面であっても very strong クラスのステロイド外用が短期的に必要となる場合がある．日本皮膚科学会アトピー性皮膚炎診療ガイドライン[1]では，治療の中心となるステロイド外用薬の選択において，「個々の皮疹の重症度」に見合ったランクの外用薬を適切に選択することが重要であることを指摘し，重症皮疹に対しては，very strong ないし strong クラスのステロイド外用薬を第一選択とするとしている．

一方，ステロイド外用薬の全身性，局所性副作用を避ける観点から，皮膚吸収の高い乳幼児，小児は1ランク低いステロイドを，また一般的に顔面においては，原則として

mediumクラス以下のステロイド外用薬を使用するよう勧められている．さらに密封療法は皮膚からのステロイド吸収を助長するので，大量長期の使用はより副作用発現の原因となりやすい．

今回の症例では，顔面の瘙痒が強く，搔破が止まらず皮疹の悪化が進行している状態で，strongクラスのステロイド軟膏ではその悪化を抑えるには不十分と判断した．入院のうえ十分な管理下で，短期的にvery strongクラスのステロイド軟膏を使用し，炎症とともに瘙痒をなるべく速やかにコントロールしたことが，早期にタクロリムス軟膏や保湿剤での後療法もしくは維持療法に移行することが可能となった理由と考えた．

不十分な強さのステロイド外用を漫然と続けることは，アトピー性皮膚炎のコントロール不良の原因となるだけでなく，長期使用による副作用出現の原因となる．病変の症状にあった，メリハリのある外用治療が必要である．

■文献
1) 古江増隆ほか：日皮会誌 118: 325, 2008

（村田 哲，大槻マミ太郎）

▶3章◀ これぞプロ！の使いこなし術
②恐れずに使おう，strongest！

③ Vidal 苔癬

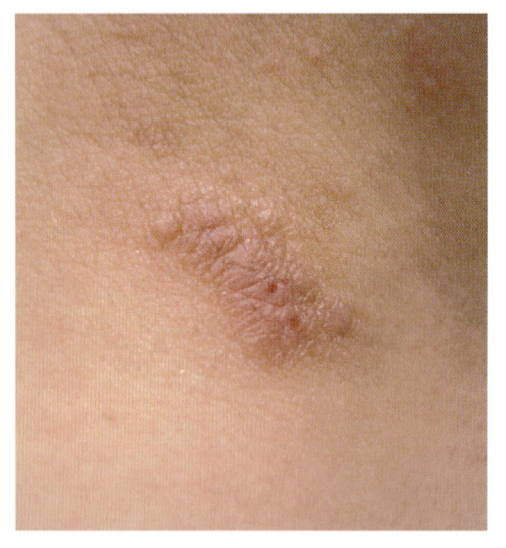

図1 26歳，女性．2005年11月初診
左右側頸部に小指頭大の紅斑および丘疹が集簇した苔癬化局面がみられる．掻破痕を伴う．

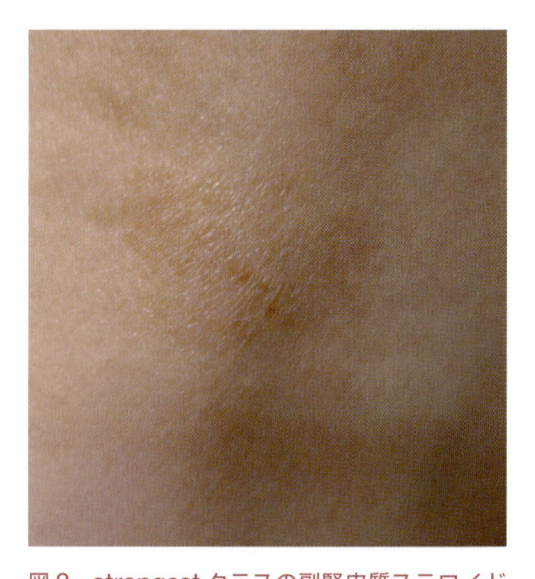

図2 strongestクラスの副腎皮質ステロイド外用薬での治療2週間後
デルモベート®軟膏を1日2回皮疹部に外用したところ2週間で略治した．苔癬化局面は軽度の色素沈着を残して軽快している．

▶症 例

18歳ごろより頸部に痒みを伴う紅色皮疹が出現，近医でstrong，very strongクラスの副腎皮質ステロイド外用薬により治療を受けていたが，軽快しないため当科を初診した（図1）．家族歴・既往歴には特記事項なし．

▶鑑別疾患と臨床診断

接触皮膚炎，アトピー性皮膚炎，扁平苔癬，尋常性乾癬，アミロイドーシスなどが鑑別にあげられるが，瘙痒を伴う限局した苔癬化局面よりVidal苔癬と診断した．

▶治療と経過

strongestクラスの副腎皮質ステロイド外用薬（デルモベート®軟膏）を1日2回皮疹部に外用したところ，2週間で略治した（図2）．
外用を中止したところ若干の再燃がみられ

たが，strong クラスの副腎皮質ステロイド外用薬（メサデルム®軟膏）を瘙痒出現時に使用することで経過は良好である．

▶ 本症例のポイント

① ほかの治療法の選択肢

副腎皮質ステロイド外用薬塗布以外の治療として，副腎皮質ステロイド外用薬含有テープ貼付，副腎皮質ステロイド外用薬密封療法（occlusive dressing technique：ODT），副腎皮質ステロイド局所注射などがある．また，タクロリムス軟膏が有効であった症例も報告されている[1]．しかし，一般には簡便な外用療法が行われており，難治例に対して時にステロイド含有テープ貼付や密封療法が選択されるであろう．

搔破を避けることは不可欠であり，瘙痒に対しては抗アレルギー薬内服を併用してもよい．また，日常生活の注意点としては衣服や装飾品による刺激を避けるよう説明する．

② strongest 外用薬治療の位置づけ

慢性湿疹では一般に長期間の副腎皮質ステロイド外用療法を必要とするため，very strong クラスまでの外用薬が選択されることが多い．これらの治療に対する反応が乏しい場合に strongest クラスの外用薬を用いていくのが通常の選択であろう．一方，限局した病変であれば，部位によっては strongest クラスの外用薬を初期から用い，改善がみられたところで漸次弱めていくという方法もある．

③ 気をつけるべきこと

Vidal 苔癬は慢性再発性の疾患であり，本症例のように若年女性に生じることも多い．very strong，strongest クラスの副腎皮質ステロイド外用薬を用いる場合には，皮膚萎縮，毛細血管拡張，潮紅，痤瘡・毛包炎，多毛などの局所副作用に留意しなければならない．長期使用により，このような副作用発現頻度は高まる．漫然と使用せず，改善後には副腎皮質ステロイド外用薬のクラスを下げることを検討し，悪化時の間歇的外用などの維持療法を考えるべきである．

本症例は若い女性の側頸部に生じた Vidal 苔癬である．Vidal 苔癬は慢性湿疹の一型で限局性に生じるものであり，項部，頸部に好発する．その他，外陰部，陰囊などにも生じる[2]．皮膚科医にとって診断は容易であるが，治療については副腎皮質ステロイド外用薬を基本として選択されるものの，しばしば治療に抵抗する．

本症例では若い女性の頸部ということもあり，まずは strong クラスの副腎皮質ステロイド外用薬が選択された．しかし，strong，very strong クラスの外用薬に対する効果に乏しかったため，最終的に strongest クラスの外用薬を使用し奏効を得ることができた．年齢や部位的な問題も考えて初期治療を決定するが，提示症例のように順次強い外用薬を選択していくといったケースもしばしば経験される．

副腎皮質ステロイド外用薬の強さの選択は，患者の年齢，対象となる疾患の性質（急性か慢性か），部位や皮疹の範囲，既治療への反応性などを勘案して選択される．Vidal 苔癬は慢性の経過はとるものの，皮疹は限局している．症状によっては，治療初期から短期間 strongest クラスの副腎皮質ステロイド外用薬を使用し，その後維持療法として strong クラスの副腎皮質ステロイド薬や免疫抑制薬の外用などへの切り換えを検討するのも一つの方法である．また，痒みのコントロールは必要であり，抗アレルギー薬内服の併用を積極的に行ってもよいであろう．

■ 文献

1) Aschoff R, Wozel G: J Dermatolog Treat 18: 115, 2007
2) 伊藤正俊：最新皮膚科学大系 3，中山書店，東京，p.78, 2002
3) 松永 剛：アレルギー・免疫 13: 1596, 2006

（天野博雄，永井弥生，石川 治）

▶3章◀ これぞプロ！の使いこなし術
②恐れずに使おう，strongest！

④ 円板状エリテマトーデス

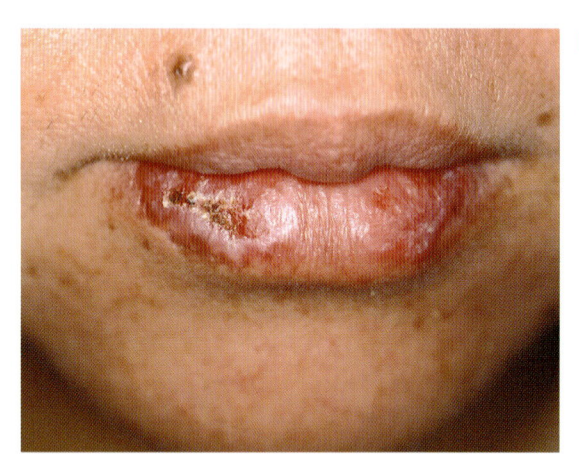

図1　56歳，女性．2002年6月初診
下口唇唇紅部に，表面の一部に茶褐色調の痂皮を付す，淡紅色の浸潤を触れる紅斑がみられる．

症例

　6年前，下口唇の皮疹を主訴に当科を初診．下口唇唇紅部に，表面の一部に茶褐色調の痂皮を付す，淡紅色の浸潤を触れる紅斑がみられた（**図1**）．痂皮を付す紅斑は上背部，腹部にも存在した．

　皮疹部より生検した病理組織学的所見では，角質増生，上皮の菲薄化と基底層の液状変性，固有層中層までの一部リンパ濾胞様構造を呈する稠密な単核球を主体とする炎症細胞浸潤がみられた（**図2**）．蛍光抗体直接法では，基底膜部に IgG が顆粒状に沈着していた．自己抗体を含む検査値に異常はなかった．

　その後，当科受診が途絶えた．今回皮疹が増悪し，結婚式出席のため患者が即効性のある治療を希望し，再度当科を受診した（**図3**）．

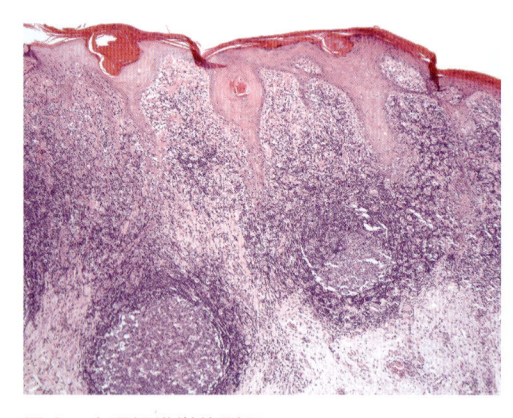

図2　病理組織学的所見
角質増生，上皮の菲薄化と基底層の液状変性，固有層中層までの一部リンパ濾胞様構造を呈する稠密な単核球を主体とする炎症細胞浸潤がみられる（×400，HE染色）．

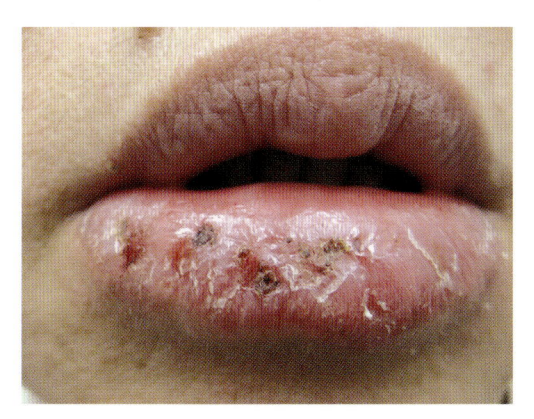

図3　再受診時の臨床像
DDS内服療法により4カ月後に軽快．その後受診が途絶えていたが，皮疹が増悪したため即効性のある治療を希望し，再度当科を受診．

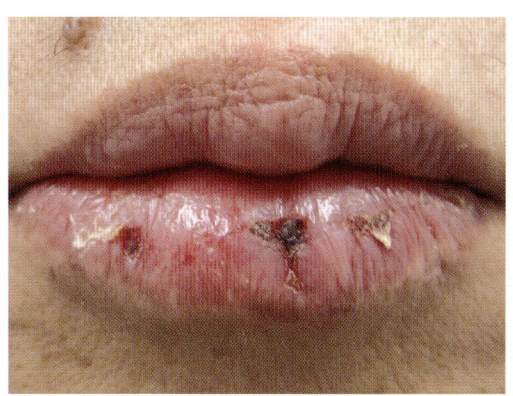

図4　0.05％プロピオン酸クロベタゾール軟膏使用1週間後
デルモベートを1日2回外用，併せて日中はSPF 50の遮光剤を使用．1週間後に皮疹は軽快．

鑑別疾患と臨床診断

　自験例は円板状エリテマトーデス（DLE）が，顔面と軀幹に散在しており，播種状DLEと診断した．
　口唇部の皮疹については扁平苔癬も鑑別にあがるが，他部位の皮疹と病理組織学的所見から鑑別が可能である．

治療と経過

　6年前は，ジアフェニルスルホン（DDS）内服療法を行い，4カ月後に皮疹は軽快した．今回も，患者にDDS内服療法を勧めたが，即効性を有する外用療法を希望した．
　そこで，0.05％プロピオン酸クロベタゾール（デルモベート®）軟膏についての予想される副作用と短期使用に限ることを説明し，同意を得て，1日2回外用療法を開始した．併せて，日中はSPF 50の遮光剤を使用した．
　1週間後には，皮疹は軽快した**（図4）**ため，0.1％酪酸ヒドロコルチゾン（ロコイド®）軟膏外用療法に変更し，現在経過良好である．

本症例のポイント

　DLEは，放置した場合，萎縮性瘢痕，色素沈着や脱失などの不可逆性変化を来すため，治療は早期に開始すべきである[1]．

1) ほかの治療法の選択肢
① DDS
　本剤はステロイド内服療法に比較し，長期的な副作用が少ない内服薬であり，DLEに対する第一選択である[1]．1日あたり50〜75 mgから開始し，症状の軽快とともに減量する．なお，投与開始後2週間以内におこりやすいDDS症候群様症状に注意しなければならない．

② 副腎皮質ステロイド（内服）
　おおむね1日あたり10〜20 mgから開始し，症状の軽快とともに漸減する．全身的副作用が問題となる．

③ 免疫抑制薬
　シクロスポリンなどの免疫抑制薬内服療法はDLEにあまり効果がない．あくまで難治例に試みる程度である．一方，DLEに対するタクロリムス外用薬の効果が注目を集めており，保険適応外ながら試みる価値がある．

2）そのなかでのstrongest外用薬の位置づけ

　海外でのレビューにおいて，DLEのエビデンスレベルの高い治療法は，ステロイド外用薬とサンスクリーン外用，抗マラリア薬内服，acitretin（レチノイド）内服のみである[2,3]．

　本邦で試行可能な治療は，前2者のみであり，strongest外用薬使用はEBMに沿った治療法である．ステロイド外用薬は，可能な限り遮光剤と併用する．明らかに紫外線照射で皮疹が増悪する場合，外出制限（午前10時〜午後2時）も必要となるが，通常はSPF 30程度の遮光剤を頻回に塗布させればよい．

3）気をつけるべきこと（pitfall）

　strongest外用薬は，その副作用からあくまで増悪時の短期間使用に限ることが重要である．Duboiの教本[4]でも，DLEの外用療法として0.05％プロピオン酸クロベタゾールが勧められているが，2週間ごとに休薬期間を設ける間歇投与法が推奨されている．

　DDS内服療法の効果発現はおおむね4〜8週程度かかる．strongest外用薬は，これより短期間で治療効果を得たい希望のある患者に，本剤使用によるメリットとデメリットを十分に説明し，同意を得て用いることが重要である．

■文献

1) 安部正敏, 石川 治：EBM皮膚疾患の治療, 中外医学社, 東京, p.124, 2008
2) Callen JP: Br J Dermatol 151: 731, 2004
3) Jessop S, Whitelaw D, Jordaan F: Cochrane Database Syst Rev 1:CD002954, 2001
4) Sontheimer RD, Mccauliffe DP: Dubois' Lupus Erythematosus, Lippincott Williams & Wilkins, Philadelphia, p.573, 2002

〈安部正敏，石川 治〉

▶3章◀ これぞプロ！の使いこなし術
②恐れずに使おう，strongest！

⑤ 爪扁平苔癬

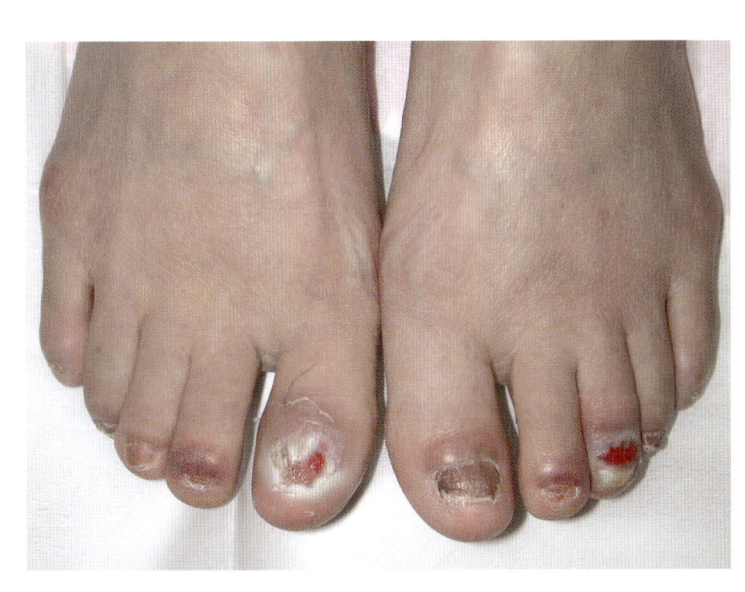

図1　77歳，男性．2005年12月初診
すべての指，趾爪甲に紫褐色の色素沈着，爪廓に紅紫色の紅斑がみられる．趾の爪甲では菲薄化とともに縦裂，層状剥離に加え，爪甲の萎縮・脱落とびらんがみられた．

▶症　例

　3年前から足趾の爪変化に気づき，近医で爪白癬と診断され，外用治療，内服治療（テルビナフィン）を受けていたが改善せず，一部の爪甲は脱落し，痛みを伴うようになってきたため当院を受診した（**図1**）．合併症はなく，他の薬剤摂取歴もない．

▶鑑別疾患

爪白癬・爪カンジダ症：初診時に行ったKOH法真菌検査で，真菌要素は認められなかった．
爪乾癬：乾癬に特徴的な点状陥凹，爪甲遠位端の爪甲剥離を認めない．また頭，体幹，四肢に乾癬の皮疹を認めない．

▶臨床診断・病理組織学的所見

　すべての指，趾爪甲に変化があること，指の爪甲では紫褐色の色素沈着が特徴的であり[1]，趾の爪甲では菲薄化とともに縦裂，層状剥離に加え，爪甲の萎縮・脱落とびらんがみられた．後爪郭には赤褐色の紅斑を伴っていた．頬粘膜には特徴的なレース模様の白斑が認められたことから，扁平苔癬と診断し，さらに確定診断のため右第1趾後爪郭部の紅斑部皮膚から生検を行った．
　病理組織学的所見は，コンパクトなortho-hyperkeratosisがあり，表皮マルピギー層は鋸歯状に肥厚し基底細胞層に液状変性が認

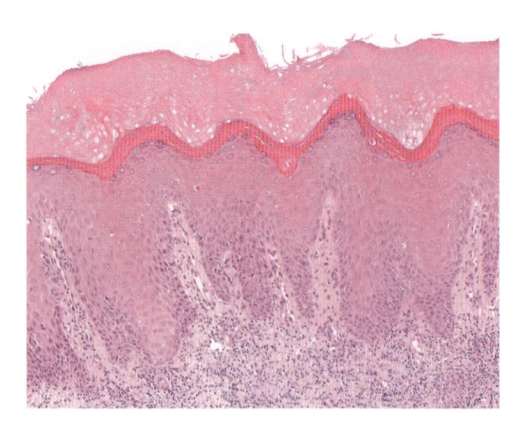

②恐れずに使おう，strongest！
⑤爪扁平苔癬

図2 病理組織学的所見
コンパクトな orthohyperkeratosis があり，表皮マルピギー層は鋸歯状に肥厚し基底細胞層に液状変性が認められた．真皮乳頭層から乳頭下層には稠密なリンパ球の帯状浸潤を伴っていた．表皮内に個細胞角化像も認められた（弱拡大，HE染色）．

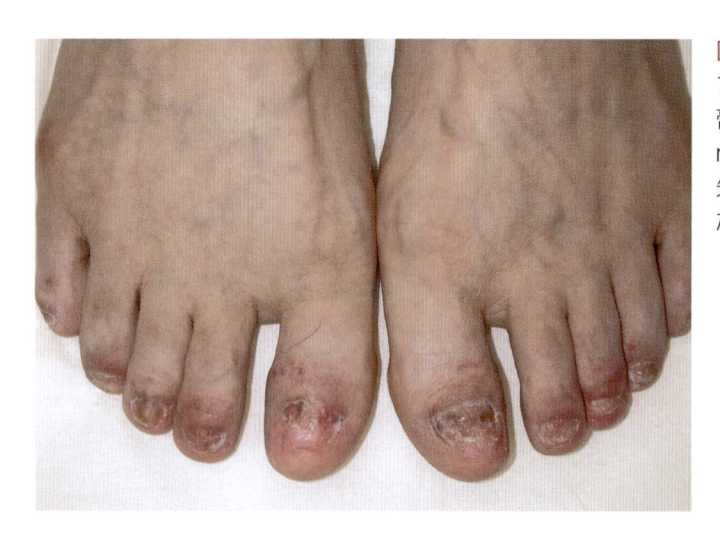

図3 初診から9カ月後の足の所見
プロピオン酸クロベタゾール軟膏外用，グリセオフルビン 500 mg/日の内服により，びらんの消失，爪甲の再生を得ることができた．

められた．真皮乳頭層から乳頭下層には稠密なリンパ球の帯状浸潤を伴っていた．表皮内に個細胞角化像も認められた（**図2**）．

以上より扁平苔癬と診断した．

治療と経過

エトレチナート内服治療をまず第一に考えたが，副作用の頻度が高いことから同意は得られなかった．

プロピオン酸クロベタゾール軟膏外用（びらんがみられた趾にはODT）を開始した．治療開始1カ月後にはびらん面の上皮化がみられたため，ODTを中止し単純塗擦に切り換えたところ，再びびらんを生じたためODTを再開するとともに，グリセオフルビン 500 mg/日の内服を開始した．再び上皮化するとともに，ODT中止後の悪化もみられなくなった（**図3**）．菲薄化した趾の爪甲も厚さが増すとともに，縦裂，層状剥離は回復した．

しかし，びらんを生じた趾では，爪甲の回復はいまだ得られていない．

本症例のポイント

1）扁平苔癬の治療法は確立されていない

扁平苔癬は，病理組織学的に特徴とされる

苔癬様変化を来す代表的疾患であり，皮膚における表皮・真皮境界部を反応の主座とする興味ある免疫学的現象として注目されている．graft-versus-host reaction，薬剤摂取・ウイルス感染の関与がその原因となることもあるが，大多数ではいまだ原因不明である．そのため確立した治療法がないのが現状である．

最近の治療の総説においても「扁平苔癬の治療はしばしば困難であり，確立されていない」と述べられている[2]．症例数が少ないこともあり，治療報告の論文の多くが少数例の経験的報告で占められており，多数例のcontrolled studyはごく稀にしかない．

2）扁平苔癬に対するステロイド治療

ステロイド剤による治療について，内服・外用ともに多くの教科書で勧められているにもかかわらず，また治療現場において高頻度で使われているのにもかかわらず，内服量，内服期間，外用薬の種類，外用期間について明確な指針はない．その中で，外用治療ではstrongestのプロピオン酸クロベタゾール，あるいはODTが推奨されているものの，evidence levelの低い報告しかみられないのが現状である．本症例でもプロピオン酸クロベタゾール軟膏のODTにより，難治性であったびらんは速やかに回復した．

レチノイン酸誘導体のacitretinで唯一double-blind vs placebo trialが行われ，扁平苔癬に対する効果が証明されている．わが国ではacitretinの入手が困難で，etretinateが使われるが，open studyがあるのみである．本症例では，副作用頻度が高いことからetretinate内服治療の同意が得られなかった．このためプロピオン酸クロベタゾール外用に頼らざるを得ない面があったが，ODTで治療効果があったものの，中止すると悪化傾向がみられた．このため，長期間の外用治療による副作用を避ける面からグリセオフルビン内服治療を併用した．

3）扁平苔癬に対するグリセオフルビン治療

扁平苔癬に対するグリセオフルビン内服治療は，1972年Sehgalらによってdouble blind testが行われ，グリセオフルビン治療群で71％，プラセボ群で30％に寛解効果がみられたと報告されている[3]．わが国においても玉置らによって扁平苔癬に対するグリセオフルビンの効果が確認されている．

本症例でも，グリセオフルビン内服治療の併用は，ステロイド外用治療の力価軽減（ODTの中止）に有効であった．しかしながら，爪甲の完全な再生までにはいたらなかった．その原因として，治療開始時期が遅れ，爪母まで扁平苔癬による変化が及んでしまったことが考えられる．

■文献

1) 西山茂夫：爪疾患カラーアトラス，南江堂，東京，p.118, 1993
2) Cribier B, Frances C, Chosidow O: Arch Dermatol 134: 1521, 1998
3) Sehgal VN, Abraham GJ, Malik GB: Br J Dermatol 87: 383, 1972

（小林 仁）

▶3章◀ これぞプロ！の使いこなし術
②恐れずに使おう，strongest！

6 苔癬型薬疹

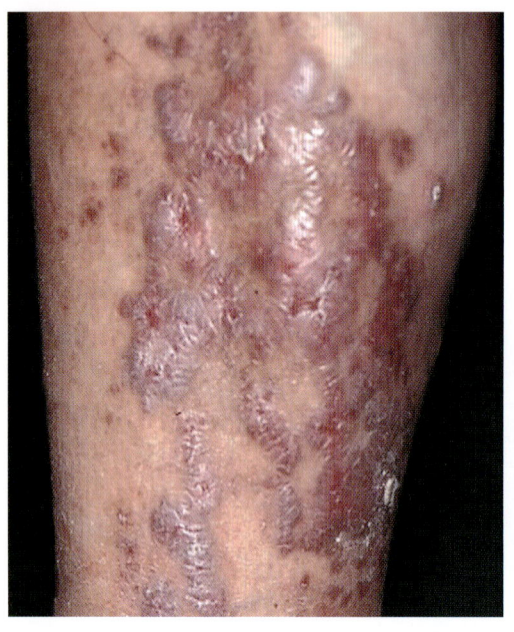

図1 57歳，男性．2008年4月初診
前腕，下腿に爪甲大までの扁平隆起し紫紅褐色結節が多発しており，灰白色線条を伴う．下腿では集簇・融合していた．

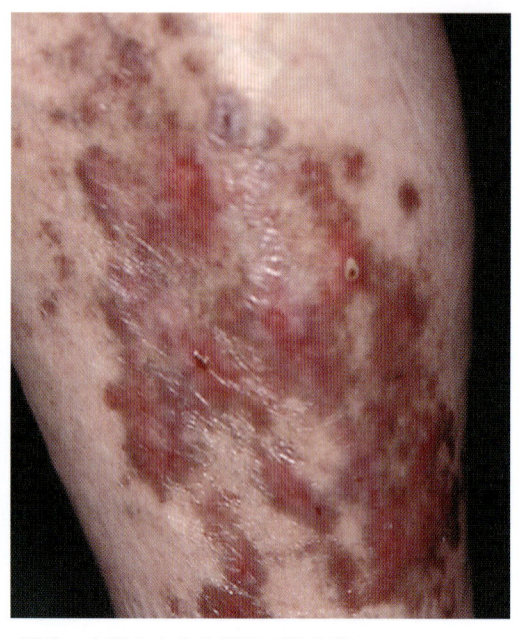

図2 内服中止1カ月後の臨床像
暗紫紅色の皮疹は残存するが，扁平化している．その後，外用を継続しつつグリベックを少量より内服開始しているが，四肢の皮疹の増悪はない．

▶症　例

　既往歴として55歳より慢性骨髄性白血病（choronic myeloid leukemia：CML）にて加療中．家族歴に特記すべきものはない．
　2006年9月，初診の1年7カ月前よりCMLの治療のためにメシル酸イマチニブ（グリベック®）投与を開始された．開始後6カ月を経過したころより四肢に皮疹が出現した（図1）．開始8カ月後，グリベックを減量・中止したところ皮疹は軽快した．しかし，CMLの増悪のため内服再開したところ，再び同様の皮疹が出現したため服用中止．当院皮膚科を紹介され受診した（図2）．

▶臨床診断

　扁平苔癬型薬疹を疑い，前腕より生検を

110

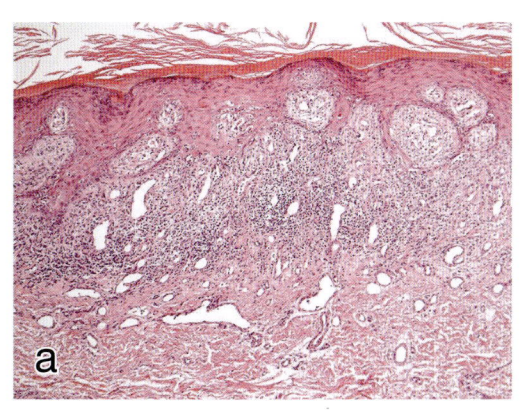

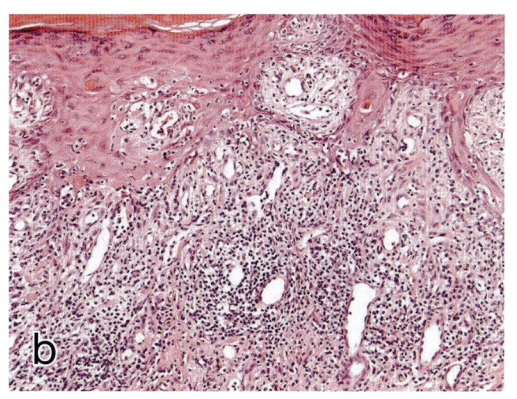

図3　病理組織学的所見
(a) 弱拡大像．過角化と鋸歯状の表皮肥厚があり，表皮直下から真皮浅層には帯状のリンパ球浸潤と毛細血管拡張がみられる（HE染色）．
(b) 強拡大像．基底膜の液状変性，表皮内への細胞浸潤があり，表皮内および真皮上層には好酸性に染まるCivatte bodyがみられる．苔癬型組織反応を示しており，薬剤性扁平苔癬と診断した（HE染色）．

行った．病理組織学的に典型的な苔癬型組織反応がみられた**（図3）**．

治療と経過

初診時，すでにグリベック内服は中止されていたため，瘙痒に対して抗アレルギー薬内服とジフルプレドナート（マイザー®軟膏）外用を開始した．

内服中止1カ月後，四肢の皮疹は残存するものの，改善傾向がみられた．グリベック中止の間，CMLに対して4カ月間インターフェロンによる治療が行われた．

その後，外用を継続しつつグリベック100 mgより内服再開しているが，皮疹の悪化はない．

本症例のポイント

1) グリベックによる扁平苔癬型薬疹

メシル酸イマチニブ（グリベック®）はCMLおよび消化管間質腫瘍（gastrointestional stomal tumor：GIST）の治療薬として2001年に認可された分子標的治療薬である[1]．CML，GISTに対して高い奏効率があるが，副作用発現率は93.2％と高率であり，中でも皮膚症状は33.9％と頻度が高い[2]．

本邦においてグリベックによる薬疹は2008年までで44例が報告されている．病型は多形紅斑型が27例と約60％を占め，他には紅斑丘疹型・TEN型・扁平苔癬型などが報告されている．アレルギー性，非アレルギー性，あるいは両者の関与する発症機序が考えられている．扁平苔癬型薬疹の報告は自験例を含め3例のみであり，本病型では発症までの期間は数カ月単位であり，他の病型より長い傾向がみられた．

2) 扁平苔癬型薬疹の治療

扁平苔癬型薬疹を生じた際には原因と推定される薬剤の中止が望ましい．しかしながら，投与を中止しても改善までには数週間から数カ月を要することがある．

その間，副腎皮質ステロイド薬の外用を行う場合は多い．通常very strongないしstrongestランクのものを第一選択とし，奏効すればランクを下げる．瘙痒がある場合に

は，抗ヒスタミン薬や抗アレルギー薬の内服を併用する．また，タクロリムス軟膏は扁平苔癬に対する有効性が知られており，試みてもよいかもしれない．

皮疹が重篤ないし拡大傾向がみられる場合には，副腎皮質ステロイド薬内服治療を行う[3]．このほか，レチノイド内服やUVB照射の併用が有効であったという報告もある[3]．

3）グリベックの代替がない場合の治療

グリベックに関しては，皮疹軽快後に少量からの再投与が可能になる症例や，皮疹再燃後も副腎皮質ステロイド薬の内服あるいは外用と抗アレルギー薬の併用で内服を継続しうる例も報告されている[4]．

グリベックは内服継続の可否が生命予後に関わり，代替薬がない薬剤である．薬疹のタイプにもよるが，内服を継続しながら，皮膚症状のコントロールが可能となれば大変望ましい．strongest ないし very strong ランクの副腎皮質ステロイド外用薬はこのような方針を考える際に有用な治療であり，効果的に使用するべきであろう．

もちろん外用薬の効果を過信せず，原因薬中止の判断やステロイド内服治療の必要性などを常に考慮しながら経過を観察する必要がある．

■文献

1) 白崎文朗：最新皮膚科学大系 2006-2007, 中山書店, 東京, p.164, 2007
2) 笹江舞子ほか：日皮アレルギー 13: 37, 2005
3) 小玉 肇：最新皮膚科学大系 5, 中山書店, 東京, p.108, 2007
4) 小野竜輔ほか：皮膚病診療 27: 1185, 2005

（倉石夏紀，長谷川道子，永井弥生，石川 治）

3章 これぞプロ！の使いこなし術
②恐れずに使おう，strongest！

7 扁平苔癬

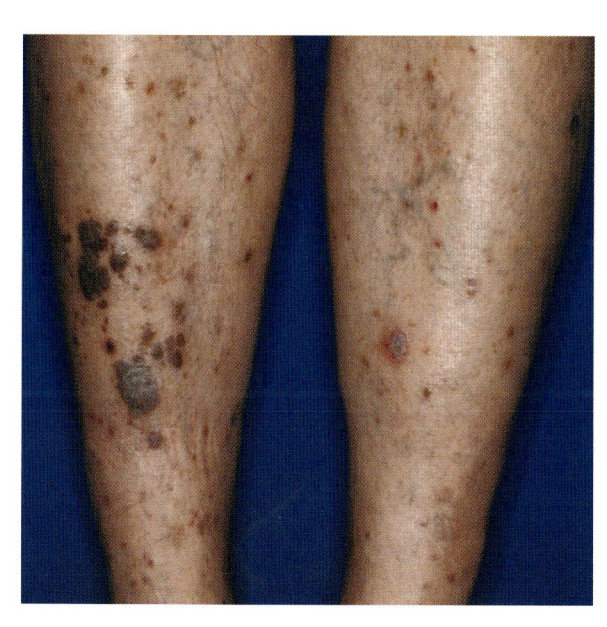

図1 56歳，男性．2008年3月初診
両下腿に黒褐色の，扁平隆起性で融合傾向のある丘疹や色素斑が散在し，瘙痒を伴い，線状に配列する部分もある．右前脛骨部には大きな皮疹が多発しており，表面光沢があり，白色にわずかに角化し網目状を呈する部分もみられる．体幹上肢にも半米粒大から小豆大の紅色丘疹が散在し，両頰粘膜には網目状白色線条が広範囲にみられた．

▶ 症 例

2～3年前，左下腿に瘙痒とともに褐色の皮疹が発症し，3カ月前から体幹，四肢に増加してきた．2008年1月末から他院で湿疹としてvery strongクラスのステロイド外用薬を処方され加療を受けていたが改善なく，当科を紹介された（**図1**）．

既往歴として5年前に逆流性食道炎の診断をされているが，現在投薬はない．その他とくに薬歴はない．職業は家具製造．ときどき滋養強壮ドリンクを，また約半年前から，ほぼ毎日コーラを愛飲している．

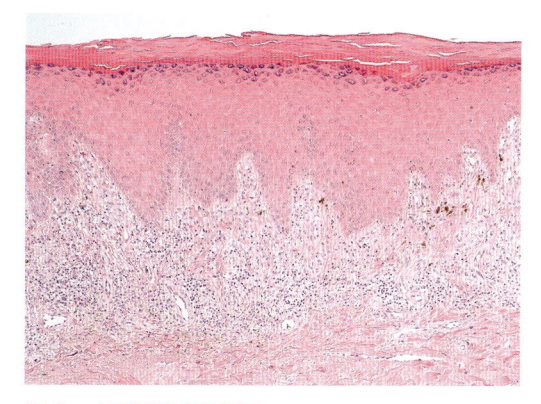

図2 病理組織学的所見
表皮の鋸歯状肥厚，錯角化をほとんど伴わない過角化，顆粒層の肥厚，基底層の液状変性，好酸性変性，表皮直下のリンパ球主体の帯状炎症細胞浸潤と組織学的色素失調がみられた．同様の所見は上肢丘疹の生検標本でもみられた（弱拡大，HE染色）．

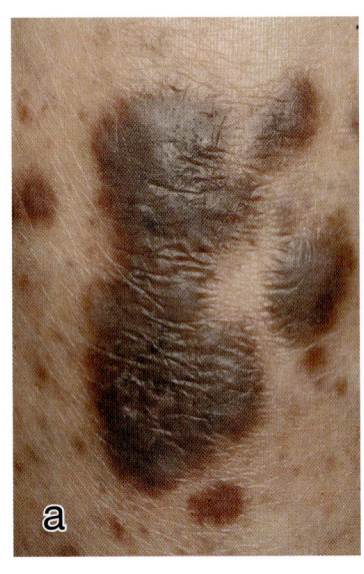

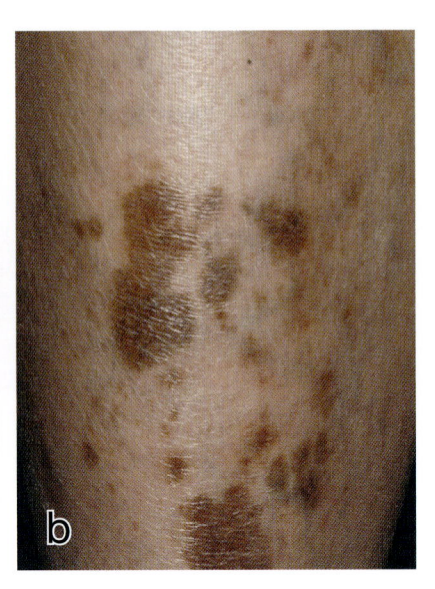

②恐れずに使おう，strongest！
⑦扁平苔癬

図3　右下腿前面皮疹の臨床像（a：初診時，b：治療約5カ月後）
約5カ月後，皮疹は褐色斑を残し平坦化した．

鑑別疾患と臨床診断

　瘙痒を伴う角化性丘疹や局面であること，下腿は融合傾向や色素沈着がみられることから慢性湿疹に伴う苔癬化局面が，また体幹上肢では丘疹の中央が隆起し孤立性散在性で，紅色調であったことから結節性痒疹が鑑別としてあがる．

　しかし，丘疹局面がやや多角形の形状を示すこと，網目状角化やKöbner現象，頬粘膜の白色線条がみられることなどから扁平苔癬と診断した．

　下腿局面と上肢丘疹について皮膚生検を行ったところ，組織像は扁平苔癬に典型的な所見であった（図2）．

治療と経過

　血液検査では，肝炎ウイルスは陰性．糖尿病なし．わずかに軽度，肝胆道系酵素の上昇がみられたが，扁平苔癬の原因として考えら

れるような所見は得られなかった．明らかな薬歴もなく，職場でも扁平苔癬を惹起させると思われるような化学物質の曝露歴も聴取できなかった．

　口腔内に歯科金属があり頬粘膜の所見が強く認められたため，歯科金属アレルギーの存在を疑い，歯科金属パッチテストの施行を予定していた．しかし，患者の皮疹の瘙痒の訴えが強く，パッチテスト部の安静も保てないため，まず皮疹の治療として，ステロイド外用を行う方針とし，抗アレルギー薬内服および，体幹四肢の皮疹にデルモベート®軟膏の外用を行った．さらに口腔粘膜にはデキサルチン®軟膏（口腔用）を外用した．

　治療開始後より瘙痒，皮疹に軽快傾向がみられ，約5カ月後には瘙痒は消失し，皮疹，口腔粘膜疹ともに褐色斑を残し平坦化した（図3b）．

本症例のポイント

　扁平苔癬は，経過は慢性であるが，ステロ

イド外用などの治療には反応することが多く，十分な強さの外用を試みる価値がある．

① 扁平苔癬の原因治療

原因治療については，薬疹の場合は薬剤中止が必要であるが，中止しても皮疹の消失には数週間かかる．

光線過敏を伴い下口唇のみに出現するタイプでは，紫外線の強い時期，遮光とステロイド軟膏やタクロリムス軟膏の外用のみで薬剤中止が必要のない場合もある．

またウイルス性肝炎，糖尿病などに伴って発症している場合は，原因除去が不可能な場合もある．

歯科金属が原因として疑われる場合は，その除去には時間と費用がかかることから，診断確定には慎重にならざるを得ず，時間をかけて再検を行う必要がある．

さらに詳細に検討しても，原因不明の扁平苔癬は多い．産業医科大学の扁平苔癬72例の検討では，原因不明は66例，薬剤性は5例，歯科金属アレルギーは1例であった[1]．

② 扁平苔癬の皮疹の治療

よって，扁平苔癬の治療は，まずステロイドによる対症療法を開始し，症状を改善しながら，原因疾患の検索を並行して行う．自験例も病因は確定できなかったが，治療に用いたデルモベート軟膏が著効した．strongestクラスのステロイド外用薬を長期大量に使用した場合は，局所の皮膚萎縮や，ときに吸収による全身性副作用を惹起する可能性があるのは周知のとおりだが，自験例では前医で処方されていたvery strongクラスでは効果が乏しかった病変を，ステロイド外用薬のランクアップによって略治に至らしめることができ，その有用性はきわめて大きいと考えられた．

■ 文献

1) 杉山和成ほか：日皮アレルギー 12: 133, 2004

（平嶋海帆，村田 哲，大槻マミ太郎）

▶3章◀ これぞプロ！の使いこなし術
②恐れずに使おう，strongest！

8 硬化性萎縮性苔癬

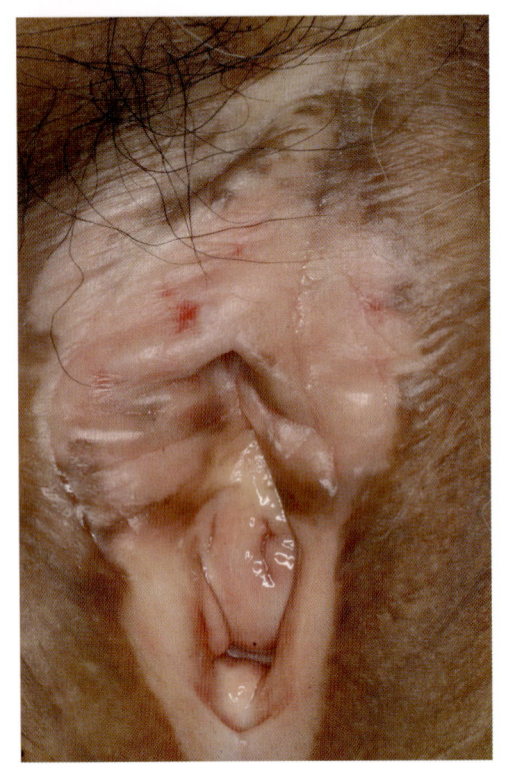

図1　58歳，女性，2008年10月初診．初診時の臨床像
両大陰唇内側から小陰唇，会陰部にかけて全周性に境界明瞭な萎縮を伴う白色局面が存在し，紅斑，点状のびらんを伴っていた．局面の辺縁は羊皮紙様を呈していた．

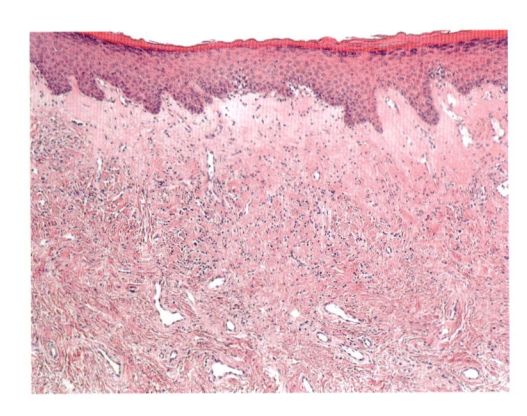

図2　病理組織学的所見
表皮は部分的に表皮突起が平坦化し，一部で表皮内へリンパ球が浸潤，表皮下に裂隙が形成され，その部位では液状変性を伴っている．表皮直下から真皮浅層にかけて浮腫性であり，真皮網状層の膠原線維は変性している（弱拡大，HE染色）．

▶症　例

2008年6月上旬より陰部の瘙痒，帯下が多く，6月中旬近医産婦人科を受診．膣内の鏡検にてカンジダを認めるとともに外陰部の白色局面がみられた．膣剤使用で膣炎は改善したが白色局面が残存するため，精査加療目的に10月下旬当科紹介受診した（**図1**）．

鑑別疾患と臨床診断

白色の萎縮性局面であることから硬化性萎縮性苔癬を考えた.

臨床的に白色の病変を呈する鑑別疾患として，扁平苔癬，乾癬，慢性湿疹，ロイコプラキアなどがあげられるが，特徴的な病理組織所見（**図2**）より，本症例を硬化性萎縮性苔癬と診断した.

治療と経過

外陰部にプロピオン酸クロベタゾールの外用を開始した.

外用後3週間で瘙痒は軽減し，搔破によるびらんも改善傾向である（**図3**）. 外用開始後短期間ではあるが，毛細血管拡張などのステロイドによる局所症状は認めない.

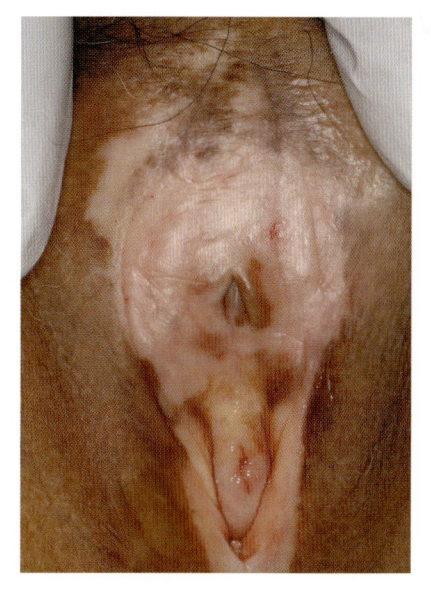

図3 strongest クラスのステロイド外用5週間後の臨床像
白色局面は残るが，びらんは改善し，紅斑も軽快している.

本症例のポイント

1）硬化性萎縮性苔癬へのステロイド治療

硬化性萎縮性苔癬の治療法として，副腎皮質ステロイドの外用あるいは局注，ビタミンD含有軟膏の外用，テストステロン軟膏の外用，全切除術，液体窒素療法，タクロリムス軟膏の外用などが用いられているが，ステロイドの外用が第一選択とされている. しかし，外陰部にステロイドを外用する場合には，一般的に経皮吸収が増すためstrongクラス以上のステロイド軟膏が用いられることは少ない.

一方，1991年にDalzielらは，strongestクラスのステロイド外用薬であるプロピオン酸クロベタゾールの外用によって本症が良好にコントロールできることを報告した[1]. その後本邦でも，2001年に渡辺らが外陰部の硬化性萎縮性苔癬に対してプロピオン酸クロベタゾールの外用を行い，症状改善後に外用回数を徐々に減らしていくことによって，ステロイドの局所副作用を認めることなく病変の再燃もないと報告している[2].

2）注意すべき点

ステロイド外用時に気をつけるべきこととして，毛細血管拡張，感染症の誘発増悪（とくにカンジダ症，白癬など），中止によるリバウンド現象などがあげられる. また，本症に有棘細胞癌が続発しうるという点からも，strongestクラスのステロイド外用薬を使用して早期に炎症を消褪せしめ瘢痕形成を防止することは有用であると考えられる.

■ 文献
1) Dalziel KL, Millard PR, Wojnarowska F: Br J Dermatol 124: 461, 1991
2) 渡辺徹心ほか：皮膚臨床 43: 330, 2001

（細田里美，村田 哲，大槻マミ太郎）

▶3章◀ これぞプロ！の使いこなし術
②恐れずに使おう，strongest！

9 掌蹠膿疱症

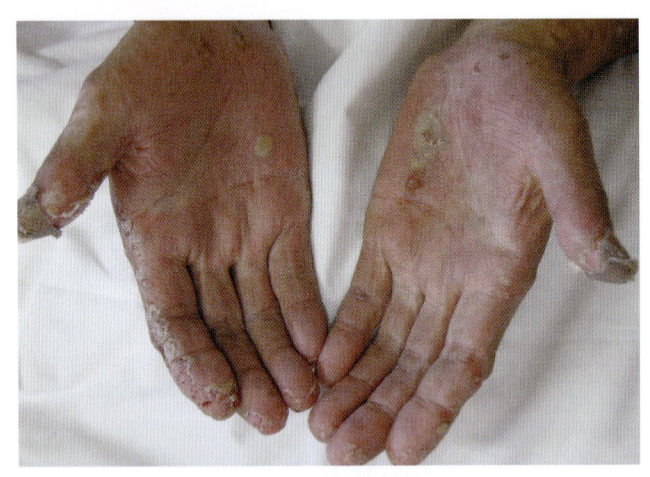

図1 58歳，男性．掌蹠の入院時臨床像
多数の膿疱および著しい落屑を認める．

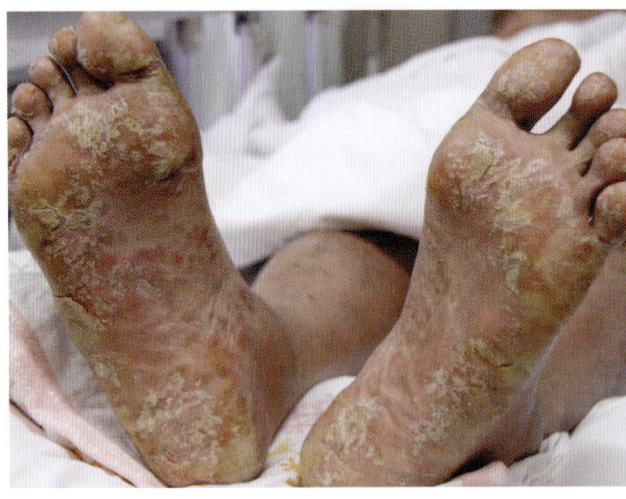

▶症例

当科に掌蹠膿疱症にて通院中．プレドニゾロン（プレドニン®）3 mg 内服中であった．手足の皮疹に対してジフルプレドナート（マイザー®）軟膏を処方されていたが，ほとんど無効であった．2週間前から，掌蹠の皮疹が急に増悪し，右下腿の紅斑および腫脹を伴った．さらに歩けないほどの右足の痛みを生じたため入院となった．飲酒喫煙歴あり．

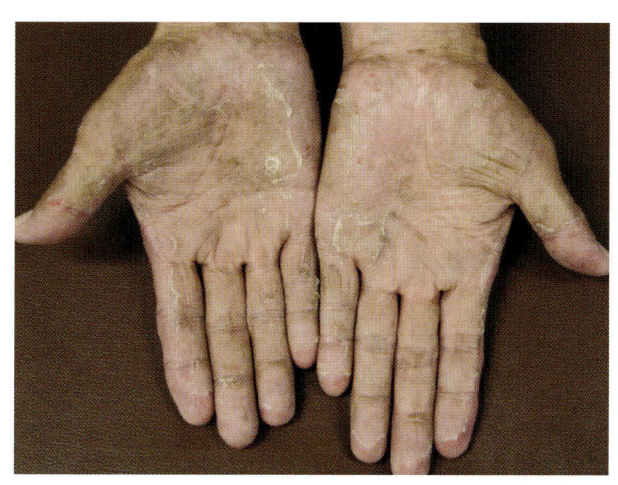

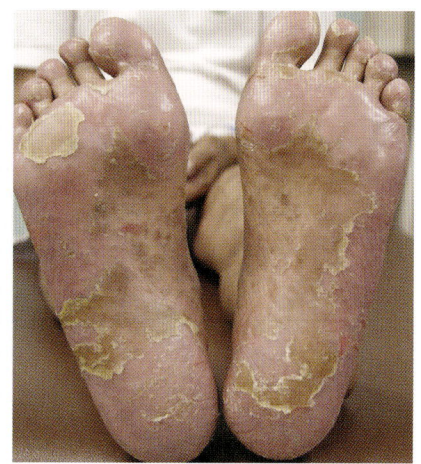

図2　プロピオン酸クロベタゾール軟膏外用を2週間行ったあとの臨床像
紅斑および膿疱は消失している．

掌蹠には膿疱および水疱を混ずる角化性紅斑を認めた**（図1）**．

鑑別疾患と臨床診断

疼痛を伴い急速に発症した下腿の紅斑および腫脹を来す鑑別疾患として，蜂窩織炎，壊死性筋膜炎などの感染症が第一にあげられる．さらに，血管性の疾患として，血栓性静脈炎，深部静脈血栓症が鑑別にあがる．さらに，炎症性疾患として好酸球性筋膜炎も念頭に置く必要がある．

本症例では血管エコーにて表在および深部静脈の血栓は認めず，好酸球も増加していなかった．

掌蹠膿疱症に合併する疾患の鑑別疾患として，足白癬がもっとも重要である．掌蹠膿疱症に対して，ステロイド外用を行っている経過中の蜂窩織炎であるので，足白癬の合併は常に念頭に置かなければならない．さらに，本症例のごとく，炎症反応が強く加わっている場合は，真菌鏡検を行っても偽陰性の場合も多い．そのため，蜂窩織炎が改善し炎症が軽快したのちに，定期的に真菌鏡検を行う必要がある．本症例でも，炎症反応が改善した後に数回の真菌鏡検を行って，白癬の有無を確認した．

掌蹠膿疱症の急性増悪から，二次性に細菌感染を伴い，蜂窩織炎を来したと診断した．CRP 18 mg/dl，WBC 13,500/μl（好中球90%）と著明な炎症反応の上昇を認めた．

掌蹠の膿疱および水疱蓋からの真菌鏡検は陰性であった．

治療と経過

入院後，蜂窩織炎に対して抗菌薬（塩酸セフォチアム）静注を1週間行った．掌蹠膿疱症に対して1日2回のプロピオン酸クロベタゾール（デルモベート®）軟膏塗布を掌蹠に対して入院後より継続して行った．CRPは1週間で速やかに低下した．掌蹠の膿疱，角化も3週間の経過で軽快した**（図2）**．

本症例のポイント

① strongest 使用の根拠

本症例ではコントロール不良の掌蹠膿疱症

②恐れずに使おう，strongest！
⑨掌蹠膿疱症

に加えて蜂窩織炎を合併していた．そのため，プロピオン酸クロベタゾール外用は抗菌薬を投与しながらの投与になったため，二次感染を恐れることなく開始することができた．

また，今回の入院までジフルプレドナート軟膏の外用によっても改善の得られない掌蹠膿疱症であったため，プロピオン酸クロベタゾール軟膏にステロイド外用薬をランクアップして外用を開始した．さらに，経過中の真菌鏡検においても白癬の合併を認めなかったことも，プロピオン酸クロベタゾール軟膏外用を継続できた根拠になった．

② ほかの治療の選択肢

本症例における他の治療法の選択肢として，蜂窩織炎が治癒するまでステロイド外用を行わない方法もある．ステロイド外用により細菌感染を誘発する可能性があるからである．しかし，本症例のように入院管理下のもとで強めのステロイド外用を難治性の掌蹠膿疱症に対して行うことは許容範囲であると筆者は考えている．

どのランクのステロイドを外用するかということについては，掌蹠は角質が厚くステロイド外用薬の浸透が困難であることから，very strong 以上のステロイド外用薬を使用することが多い．本症例のように，外来で very strong の外用薬を使用しながらコントロール困難であった掌蹠膿疱症に対して strongest のステロイド外用を行うことは選択肢の一つとして考えてよい．

③ 注意点

ただし，掌蹠に使用するといえども，strongest のステロイド外用薬を漫然と長期使用することは，皮膚萎縮および易感染（白癬の合併含む）などの局所的副作用がほぼ必発であることは念頭に置いておく必要がある．

（谷岡未樹）

▶3章◀ これぞプロ！の使いこなし術
②恐れずに使おう，strongest！

10 分子標的薬による皮膚障害

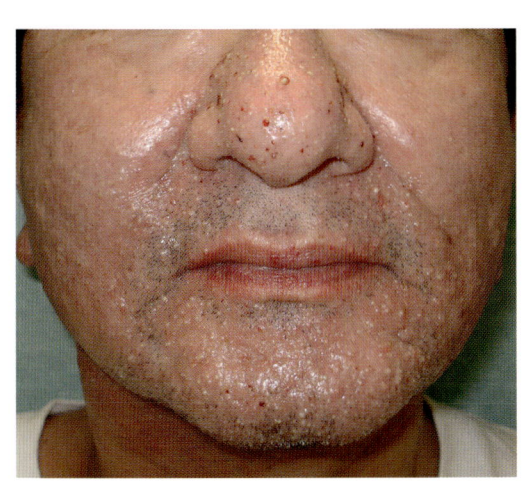

図1 52歳，男性．2008年7月初診（タルセバ錠内服開始12日目）
タルセバ錠内服開始6日目から顔面に痤瘡様皮疹が多発．マイザー軟膏を外用するも軽快せず，膿疱形成，鼻部腫脹・疼痛が著明となる．眉毛部〜鼻唇溝には脂漏性皮膚炎（紅斑・鱗屑）を伴っていた．皮疹の好発部位である前胸部・上背部にも痤瘡様の皮疹が出現していたが，はじめからデルモベート軟膏を外用し，軽快している．体幹・四肢の乾燥肌・爪周囲炎はこの後目立って現れてきた．膿疱部は再三の細菌培養においても無菌性であった．

▶ 症 例

原発性肺癌（腺癌），cT1N3M0, stage Ⅲbにて2006年10月より種々の治療を行うも治療抵抗性で，2008年7月上旬より第5次治療として分子標的治療薬（上皮増殖因子受容体（EGFR）チロシンキナーゼ阻害剤）エルロチニブ塩酸塩錠（タルセバ®錠）150 mg/日の内服治療を開始した．
内服開始6日目から顔面・背部に痤瘡様皮疹が多発．顔面にジフルプレドナート（マイザー®）軟膏を外用するも軽快せず，膿疱形成，鼻部腫脹・疼痛が著明となり，12日目に皮膚科紹介となる（図1）．

▶ 鑑別疾患

内科主治医より当初からvery strongクラスのステロイド外用薬（マイザー®軟膏）を顔面に外用していたことから，その副作用として"ステロイド痤瘡"も考えられた．ほかに尋常性痤瘡，真菌性毛囊炎を鑑別する．

▶ 臨床診断

顔面・頭部，胸背部，下腹部，大腿部などに毛孔一致性の紅色丘疹が多発し，個疹が大きめで，かつ膿疱が目立つ．体幹・四肢の乾燥肌，顔面の脂漏性皮膚炎の所見から分子標的治療薬の特徴的皮疹と思われた．また膿疱部の再三の細菌培養においても起因菌が検出されず，無菌性膿疱であったこと，前胸部・上背部の同様の皮疹では初めからデルモベート®軟膏を外用し，きれいに軽快していることなどから診断した．また，膿疱内容の直接鏡検でも真菌要素，毛包虫は検出されなかった．

121

②恐れずに使おう，strongest！
⑩分子標的薬による皮膚障害

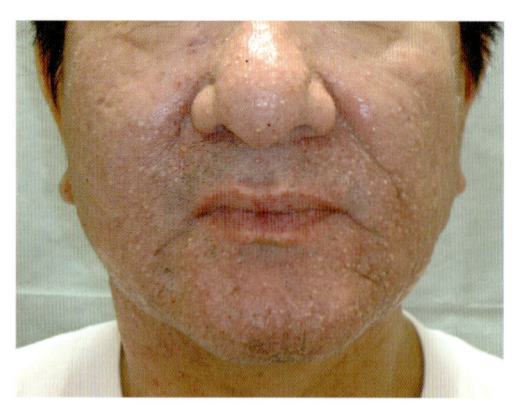

図2　皮膚科治療開始3日後（タルセバ錠内服開始15日目）
ジフラール軟膏に変更し，クラリチンレディタブ錠を併用したところ，3日後には皮疹は改善し始め，膿疱および鼻部腫脹・疼痛が著明に軽減した．

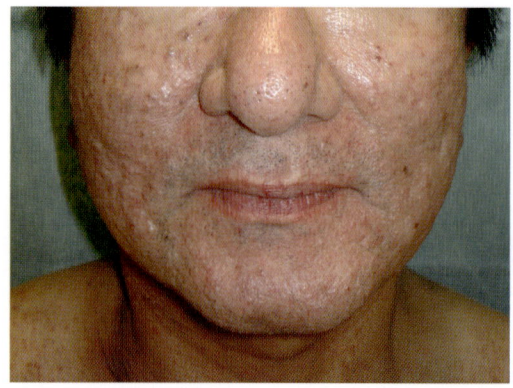

図3　皮膚科治療開始10日後（タルセバ錠内服開始22日目）．
ミノマイシンカプセル200 mg/日を追加したところ，7日後に略治した．

治療と経過

1）顔面の皮疹の治療

　very strong class のステロイド外用薬の効果が乏しいため，患者QOLの改善が不十分であったが，strongest class のステロイド外用薬（ジフラール®軟膏）に変更し，ロラタジン（クラリチン®レディタブ®）錠10 mg/日を併用したところ，3日後には皮疹は改善し始め，膿疱および鼻部腫脹・疼痛が著明に軽減した（図2）．

　さらに同治療を進めながら，塩酸ミノサイクリン（ミノマイシン®カプセル）200 mg/日を追加したところ，その後7日で略治した（図3）．そしてミノマイシンカプセルは3週間の追加投与で終了とし，クラリチンレディタブ錠は継続投与とした．ジフラール軟膏は症状に応じて適宜外用（回数と量は大幅に削減）とした．

　全経過（4カ月以上）を通して分子標的治療薬（タルセバ錠）の治療を中断・減量することなく，皮疹は十分にコントロールされた．スキンケアとして石鹸での丁寧な洗顔を指導した（2回/日以上）．

2）乾燥肌と爪周囲炎の治療

　同治療薬のそのほかの皮膚障害として，乾燥肌と爪周囲炎がある．

　本症例においても乾燥肌はタルセバ錠の内服開始3週間目ごろからみられるようになり，4週間目には著明な鱗屑と痒みを伴ってきた．これに対しヘパリン類似物質（ヒルドイド®ローション，ヒルドイド®ソフト）を外用しつつ，痒みの強いところにはジフラール軟膏を適宜併用した．6週間目から症状は軽減し，ヒルドイドソフトの外用のみでコントロールされた．

　爪周囲炎は3週目に爪郭部の紅斑・腫脹・疼痛が認められ，母趾では肉芽形成を伴った陥入爪となっていた（図4a）．これに対しスパイラルテープ法とジフラール軟膏の外用を行ったところ，その2週間後には肉芽は消褪し，爪郭部の紅斑・腫脹・疼痛も消失した（図4b）．その後は適宜，ジフラール軟膏またはマイザー軟膏の外用としたが，再発はみられていない．

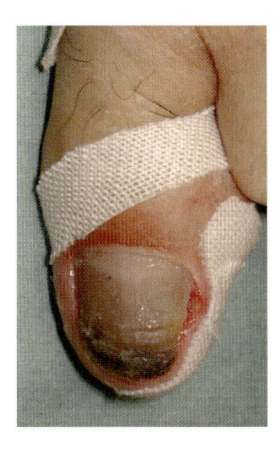

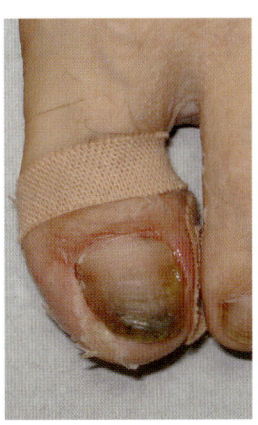

図4　同症例に生じた爪囲炎の治療
(a) タルセバ錠内服開始22日目
爪周囲炎（紅斑・腫脹・疼痛）と陥入爪（肉芽形成）あり．
(b) スパイラルテープ法とジフラール軟膏の外用，2週間後
肉芽消褪，爪郭部の紅斑・腫脹・疼痛も消失した．

▶本症例のポイント

　分子標的治療薬のなかでも上皮増殖因子受容体（epidermal growth factor receptor；EGFR）チロシンキナーゼ阻害剤では高頻度（65％以上）に特異的な皮膚障害（痤瘡様皮疹，乾燥肌（乾皮症）爪囲炎）が出現する[1]．とくに痤瘡様皮疹はもっとも高頻度（50％以上）に認められる．

　そのメカニズムはEGFRの活性化が阻害されると毛囊上皮の分化・増殖が停止し，角栓形成，毛囊の破壊，さらに周囲の強い炎症反応が惹起されて生じると考えられている．

　すなわちこれらの皮膚症状は薬剤本来の分子生物学的作用によるものと考えられ，むしろ治療効果や患者の予後と関連する重要な所見といえる．事実，痤瘡様皮疹の重症度が患者の生存率と正の相関がみられるという興味深い報告もある[2]．

　一方，分子標的治療薬の皮膚障害は高頻度のわりに重篤な例はほとんどみられない〔タルセバ錠の市販後調査ではgrade 4および5は5／3074例（0.16％），重症薬疹（Stevens-Johnson症候群（SJS）や中毒性表皮壊死剥離症（TEN）などの例はほとんどみられない〕．また皮膚障害が肺・肝・腎など重要臓器の障害と関連していることも認められていない．

　以上から，これらの皮膚症状に皮膚科医が遭遇した場合，リスク・アンド・ベネフィット・バランスの観点から，短絡的に薬害として原疾患に対する治療を中断・中止するのではなく，皮膚所見をみきわめたうえで，強力な（strongまたはvery strongクラス以上）ステロイド外用薬による速やかな抗炎症作用でこれらの皮膚症状を鎮静化させることがポイントである．もちろん症状軽減の後にステロイド外用薬のランクダウンや使用量の削減を怠ってはならない．漫然とした治療は避けなければならない．筆者は長期戦略の方法として初期の強力ステロイド外用療法に引き続いて，アダパレン（ディフェリン®）ゲルへの移行を推奨している．

　また筆者は，ミノマイシンを抗生剤としてのみならず，抗炎症剤として少量（50〜100mg／日）短期間併用することを推奨している．

　さらに治療開始数週間後にはほぼ必発である皮膚乾燥症状に対しては，当初より保湿剤使用やスキンケアの指導を行うこともポイントである．

　またQOLを著しく低下させる爪周囲炎や肉芽形成についても適宜，皮膚科的処置（スパイラルテープ法，凍結療法，人工爪など），強力な（strongまたはvery strongクラス以上）ステロイド外用療法を講じることが肝要である．

■文献
1) 松本和彦，斎田俊明：癌と化学療法 35: 1645, 2008
2) Johnson JR et al: Clin Cancer Res 11: 6414, 2005

（清原祥夫）

▶3章◀ これぞプロ！の使いこなし術
②恐れずに使おう，strongest！

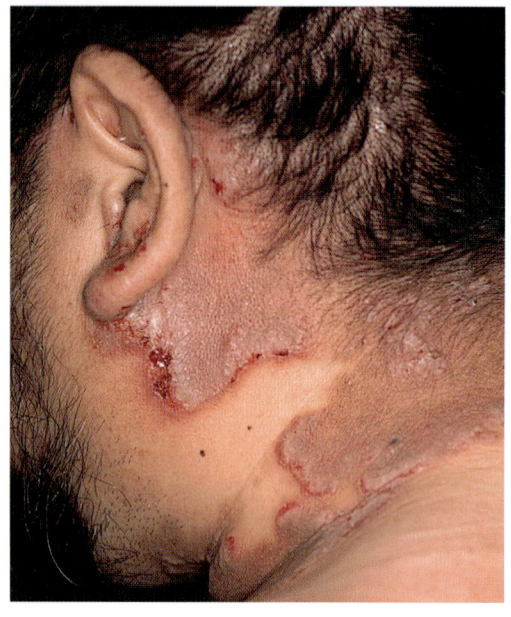

11 壊疽性膿皮症（1）

図1　47歳，男性．2008年8月初診
頭頸部，両耳部の辺縁不整で堤防状に隆起し，中央部が湿潤した潰瘍．頭皮からは黄色滲出液の漏出があった．真菌検査陰性．

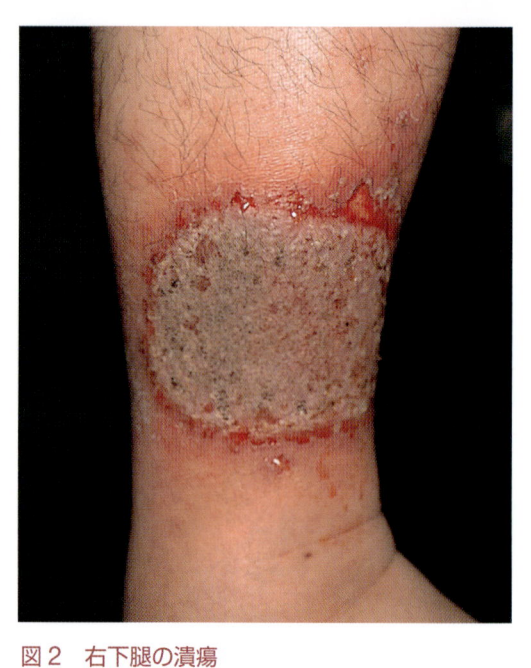

図2　右下腿の潰瘍
辺縁は不整で堤防状に隆起している．潰瘍底は黄白色壊死物質に覆われ，悪臭を伴い，湿潤している．潰瘍周囲には発赤を伴い，その周辺には膿疱が散在性にみられる．

▶症　例

　2008年5月ごろ，後頭部から頸部，両耳部に軽度の痒みを伴う皮疹が出現した．その後，右下腿，腋窩にも同様の皮疹が出現し，当科を受診し，入院した（**図1，2**）．外傷の既往はない．初診時検査で糖尿病が判明した．

▶臨床診断

　頭頸部，両耳部の紅斑局面では辺縁が紫紅色に堤防状に隆起し，中央は暗赤色〜紫紅色，全体的に湿潤して一部ではびらん・潰瘍を形成していた．頭皮からは黄色滲出液が漏出した．
　右下腿には，周囲が発赤し辺縁は堤防状に隆起し，中央部は黄白色壊死組織を伴う潰瘍

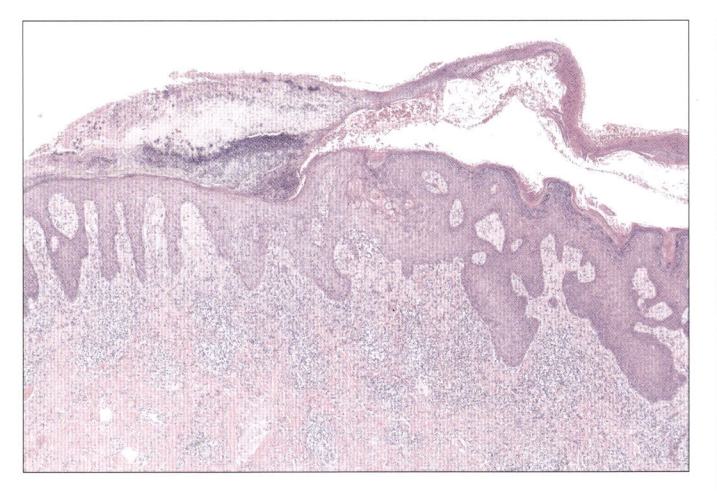

図3 病理組織学的所見
初診時，頸部の皮疹より生検を行った．表皮肥厚，表皮突起の延長と海綿状態，液状変性あり．表皮，角層内と，真皮浅層血管周囲に炎症細胞浸潤あり．非特異的慢性炎症の所見であった（弱拡大，HE染色）．

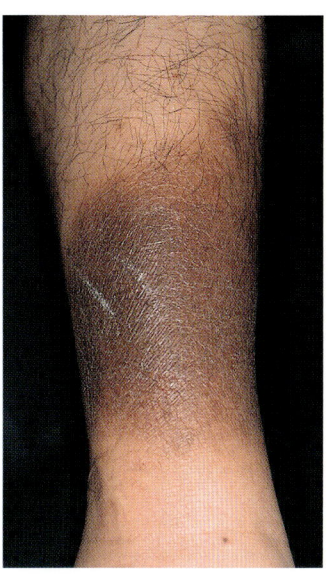

図4 2008年12月再診時（右下腿）
ステロイド外用加療で再発なし．悪臭もなく，色素沈着のみとなっている．

が認められた．

病理組織学的所見（**図3**）では，後述のように他の疾患を示唆する特異的な所見はなかった．以上の臨床症状・組織像より，増殖型壊疽性膿皮症と診断した．

▶ 治療と経過

初診時 WBC 10,500（seg 72 %），CRP 0.81 mg/dl と炎症反応は高値であった．細菌培養で右下腿から MSSA と溶連菌が検出されたため，感染を考慮し，セフジニル（セフゾン®）を内服した．外用は頭皮に吉草酸ベタメタゾン・硫酸ゲンタマイシン（リンデロン®VG）ローション，その他の部位はジメチルイソプロピルアズレン（アズノール®）軟膏とした．体幹部 CT，腹部超音波，心臓超音波，Ga シンチグラフィーで合併症を検索したが異常所見はなかった．

初診時，Glu 236 mg/dl，HbA1c 6.9%と糖尿病が判明したため，ステロイドの全身投与はせず，入院4日目より，すべての皮疹に対してプロピオン酸クロベタゾール（デルモベート®）軟膏の外用を開始したところ1週間ほどで，急激に改善傾向を示した．

しかし，外用22日目に右側頭部に結節と膿疱が新生し，多発性癰症と診断した．同部位の細菌培養で MRSA を検出したため，同部位のステロイド外用を中止した．感受性のある塩酸ミノサイクリン（ミノマイシン®）内服で結節・膿疱は消褪し，以後再発はない．

頭部以外の皮疹についてはデルモベート軟膏外用のみで経過良好で，外用ステロイドのランクを徐々に下げているが，再燃はない．

▶ 本症例のポイント

自験例は多発する壊疽性膿皮症であり，糖

②恐れずに使おう，strongest！
11 壊疽性膿皮症（1）

尿病を合併していた．

Powellら[1]は本症の臨床型を潰瘍型・膿疱型・水疱型・増殖型の4型に分類しており，自験例は増殖型に相当する．一般に増殖型では局所療法のみで治療可能なことが多い．自験例は糖尿病を合併していたため，ステロイド全身投与ではなく外用療法のみで治療開始したところ，strongestランクのステロイド外用で，急速に皮疹が軽快した．

◆ 壊疽性膿皮症とステロイド外用治療

壊疽性膿皮症の治療は一般的に，ステロイド全身投与が行われている．しかし，ステロイド全身投与で十分な効果が得られない場合や，種々の合併症のためステロイド使用が不可能な場合には，他の治療法が必要である．すなわち，サルファ薬（DDSやサラゾスルファピリジンなど），免疫抑制剤（シクロスポリンなど），ミノサイクリン，クロファジミンなどである[2]．

これらと比較するとステロイド外用は副作用も少なく安全である．しかし局所の感染には注意しなければならず，自験例も頭部にMRSAによる癤症が併発してしまった．

今回，広範囲に及ぶ壊疽性膿皮症がステロイド外用で軽快した例を経験したことで，合併症のため全身療法をためらう場合には，ステロイド外用も試みる価値があると考えた．

■文献

1) Powell FC, Su WP, Perry HO: J Am Acad Dermatol 34: 395, 1996
2) 小宮根真弓：最新皮膚科学大系9，中山書店，東京，p.240, 2002

（宇佐美奈央，日野治子）

▶3章◀ これぞプロ！の使いこなし術
②恐れずに使おう，strongest！

12 壊疽性膿皮症（2）

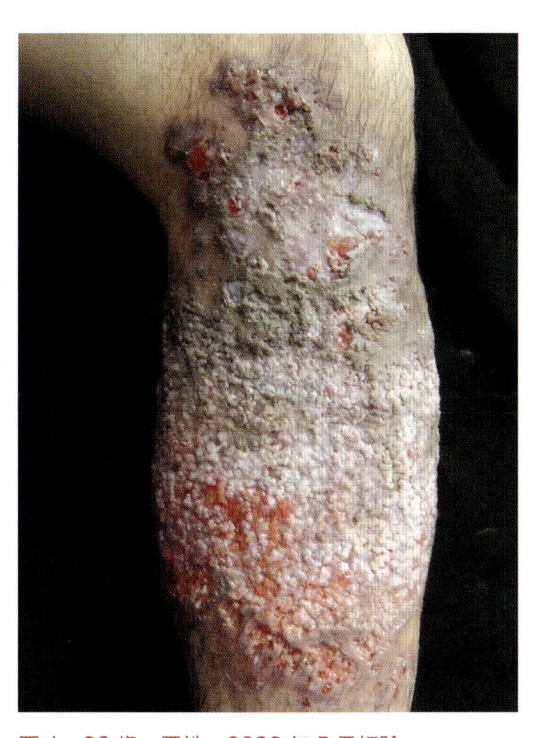

図1　38歳，男性．2008年5月初診
左下腿の約3/4を覆う範囲に半米粒大の疣状結節と潰瘍からなる局面．ところどころに角化物が貯留し厚い痂皮を付ける．局面辺縁の潰瘍は虫食い状．

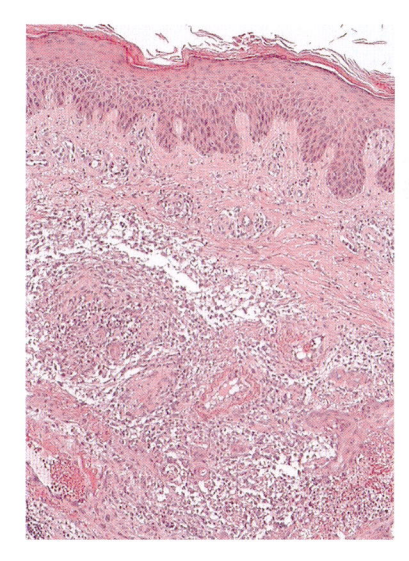

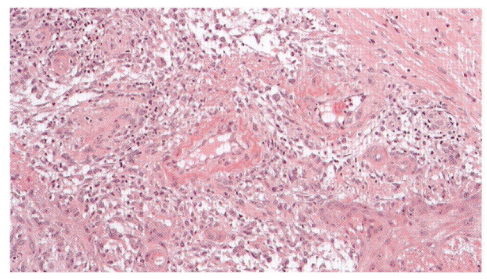

図2　病理組織学的所見（上：弱拡大，下：強拡大）
潰瘍とその辺縁から生検．真皮内に好中球とリンパ球を主体とする炎症細胞が密に浸潤し，膿瘍を形成している．一部に出血や壊死も認める．血管壁にも好中球が浸潤し血管壁の一部は壊死．皮下脂肪組織にも炎症が波及し線維化を伴う（HE染色）．

▶ 症　例

1カ月前に左膝関節部に1cm大の白色の結節が出現した．徐々に拡大し潰瘍を形成したため，2008年5月，近くの皮膚科を受診．精査加療目的に当院を紹介された（**図1**）．3年前に潰瘍性大腸炎を指摘され，サラゾスルファピリジンを内服している．

②恐れずに使おう，strongest！
⑫壊疽性膿皮症（2）

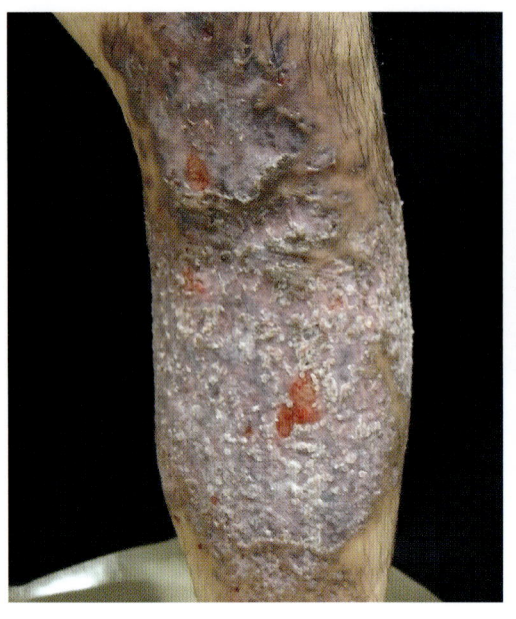

図3　プロピオン酸クロベタゾール塗布1週間後
疣状病変は減少し，潰瘍は上皮化が進んでいる．

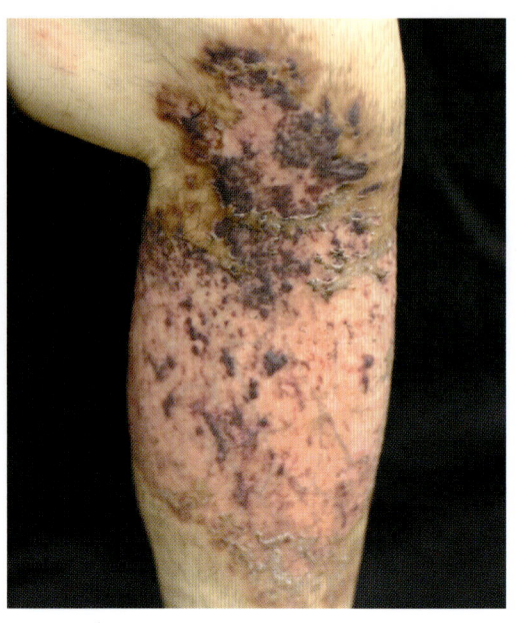

図4　プロピオン酸クロベタゾール塗布6週間後
潰瘍は上皮化している．

鑑別疾患と臨床診断

非定型抗酸菌症，深在性真菌症などの慢性感染症，血管炎，循環不全によるうっ滞性皮膚炎，有棘細胞癌，壊疽性膿皮症，増殖性膿皮症や慢性膿皮症，自傷などが鑑別疾患としてあげられる．

血液検査所見では，白血球 9,200/μl（好中球85％），赤沈 21 mm/1時間，c-ANCA 26 EU といずれもやや高値を示し，潰瘍部の培養では *Pseudomonas aeruginosa*，*Staphylococcus aureus* が分離された．

臨床像と病理組織所見（図2），潰瘍性大腸炎の合併などから壊疽性膿皮症（増殖型）と診断した．培養で検出された細菌は2次感染と考えた．

治療と経過

入院までの2週間はスルファジアジン銀塗布を行ったが，病変は軽快しなかった．

入院後は2次感染による悪化を考え，ピペラシリンナトリウム点滴とスルファジアジン銀の塗布を7日間施行．その後，プロピオン酸クロベタゾール（デルモベート®），スルファジアジン銀を塗布したところ著明に改善を認め（図3），塗布開始12日目で退院．

残存していた潰瘍は，外来でプロピオン酸クロベタゾール，スルファジアジン銀の塗布継続で，6週間後には上皮化した（図4）．

本症例のポイント

壊疽性膿皮症の治療を局所療法と全身療法に分けると，全身療法を必要とする場合が多いが，軽症の場合や全身疾患を合併しない場合，そして増殖型の場合は局所療法のみで加療できることがある[1]．

本症例は潰瘍性大腸炎を合併していたが，病変が限局した増殖型で，局所療法で軽快

した．

　局所療法の主体は，ステロイドの外用である．ステロイド外用の代わりにステロイド局注やタクロリムス外用も行われる．なお，I群（strongest）のステロイド外用薬の単純塗布 10 g はプレドニゾロン 5 mg の内服に相当するとされる[2]．

　本症例では，デルモベート軟膏を 1 日 2.5 g 程度外用していた．潰瘍部は正常皮膚より吸収が高く，少量のステロイド内服に相当したものと考えられる．しかし，全身投与では全身免疫をより強く抑制するため，外用療法のみで加療可能であればそのほうが望ましいと考えられる．

◆ 壊疽性膿皮症治療のエビデンス

　壊疽性膿皮症は症例数が少ないため prospective randomized controlled trial を行うのは困難であり，エビデンスレベルの高い決定的な治療法は少ない．

　Reichrath ら[3]によると，壊疽性膿皮症の治療において，局所療法の first-line therapy はステロイド外用または局注，全身療法の first-line therapy はステロイド and/or シクロスポリン内服，またはステロイドパルスとされている．なお，シクロスポリンの投与量については落合ら[4]の詳細な報告がある．

　まずこれらの治療を行い，無効時には他の治療法を考慮する必要がある．潰瘍性大腸炎などの合併症がある場合には，そのコントロールも重要になる．

　また，生物学的製剤などの治療が一般的にも広く用いられるようになってきているため，今後の治療は変化していく可能性が考えられる[5]．なお，インフリキシマブについては 2 週間と短期間であるが randomized, double blind, placebo controlled trial が行われ，治療効果が示されている[6]．治療法のエビデンスについては文献 3，5 を参照されたい．

■ 文献

1) 小宮根真弓：最新皮膚科学大系 9，中山書店，東京，p.240, 2002
2) 玉置邦彦：皮膚科診療ガイド，中外医学社，東京，p.44, 1998
3) Reichrath J et al: J Am Acad Dermatol 53: 273, 2005
4) 落合豊子ほか：皮膚臨床 39: 451, 1997
5) Miller J et al: J Am Acad Dermatol 62: 646, 2010
6) Brooklyn TN et al: Gut 55: 505, 2006

（藤城幹山，山﨑正視，三橋善比古，種瀬朋美）

> 3章 これぞプロ！の使いこなし術
②恐れずに使おう，strongest！

13 水疱性類天疱瘡（外用の上乗せで病勢のコントロールを得た例）

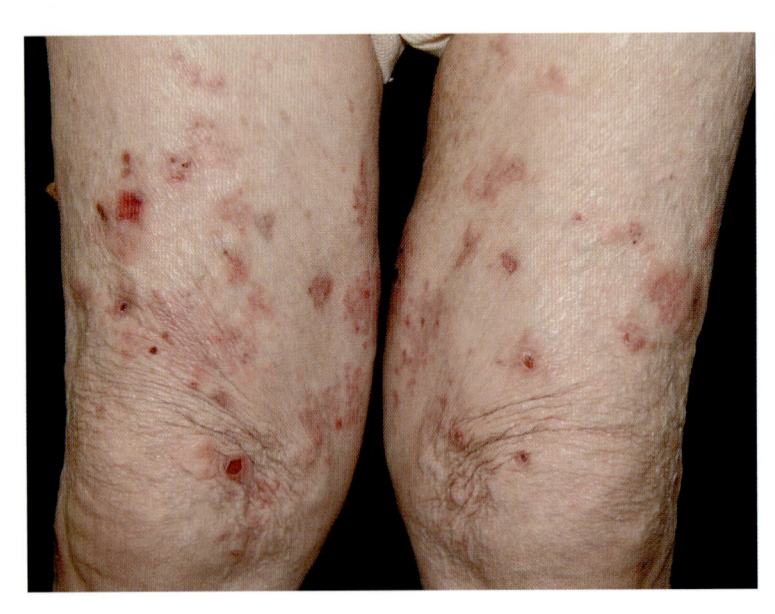

図1 84歳，女性
ステロイド外用前の大腿に生じた水疱．

▶ 症例

2007年4月より1カ月間，水疱性類天疱瘡にて当科に入院歴あり．プレドニゾロン（プレドニン®）20 mgで開始し，水疱の出現がなくなったため退院した．退院後，外来フォロー中にステロイド内服量を減量し，2008年5月に中止した．しかし，同年7月ごろより水疱が多数再出現してきたため（図1），同月下旬に再入院となった．

▶ 臨床診断

当科に水疱性類天疱瘡での入院歴があること，再入院時の末梢血好酸球の増加，抗BP180抗体価の上昇が認められたため，水疱性類天疱瘡の診断は容易であった．

▶ 治療と経過

初回入院時と同量のプレドニン20 mgの内服を再開したところ水疱の新生は止まり，水疱部分は上皮化傾向を示した．しかし，入院の約10日後から大腿部，体幹に浮腫性紅斑および緊満性水疱の再燃を認めた．
ステロイド内服の増量を検討したが，高齢であること，基礎疾患に糖尿病があることより，ステロイド内服量の増量はためらわれた．
そこで，ステロイド内服量は20 mgのままとして，strongestクラスのステロイド外

用を併用して経過をみることにした．

　プロピオン酸クロベタゾール軟膏5 gを1日2回（1日合計10 g），紅斑および水疱部とその周囲を含めて広範囲に外用したところ，10日間で紅斑が色素沈着を残して消褪し，新生水疱の出現も止まった**（図2）**．その後，外用のみを中止したがそれ以上の再燃はなかった．以後，ステロイド内服量を漸減し外来フォロー中である．

振り返って考えたこと

1）他の治療法の選択肢

　本症例では，水疱性類天疱瘡に対してステロイドを中止した後に再燃している．筆者は，再発例に対しては初発時の投与量よりステロイド内服量を増量することが多い．また，再燃時には，維持量の1.5〜2倍量にステロイド内服量を増量している．本症例では，高齢であること，糖尿病を合併していることから再発時の初期投与量を20 mgとした．しかし，病勢を抑えきれなかった．

　ステロイド外用以外の選択肢として，ステロイド内服量の増量や他の免疫抑制剤の併用および血漿交換が検討された．本症例では，ステロイド外用が奏効したが，水疱性類天疱瘡の病勢が強い場合は，より強力な治療への決断に遅延がないようにしなければならない．

2）本症例でのstrongest外用治療薬の位置づけ

　天疱瘡におけるデスモグレインの接着機能阻害の機序として，自己抗体の結合によりデスモグレインの機能を空間的に直接阻害するだけでなく，自己抗体結合後のカルシウムイオンやプロテインキナーゼCを介した細胞内シグナル伝達が誘導，さらにはそれに伴う炎症の惹起が提唱されている[1]．水疱や紅斑が生じている部位では，自己抗体による炎症が強くおこっているため，strongestクラスのステロイド外用薬を塗布することは理にかなっている．

　さらに，重症の水疱性類天疱瘡に対する効果についてstrongestクラスのステロイド外用薬であるプロピオン酸クロベタゾール1日40 g外用とプレドニゾロン0.5〜1.0 mg/kg内服を比較した大規模な二重盲検比較試験[2]によると，効果についても生存率についても外用群が勝っていた．さらに，副作用の発生率についても外用群が低率であった．この報告をみる限り，高齢者や合併症の多い水疱性類天疱瘡患者において，strongestクラスのステロイド外用薬を使用することが有益であるといえる．

3）気をつけるべきこと

　strongestクラスのステロイド外用薬を塗布した際には，体部白癬などのステロイドの副作用に十分留意する．また，水疱性類天疱瘡の治療に際しては，ステロイド外用にこだわるあまり，適切な時期でのより強力な治療への決断が遅延しないようにする必要がある．

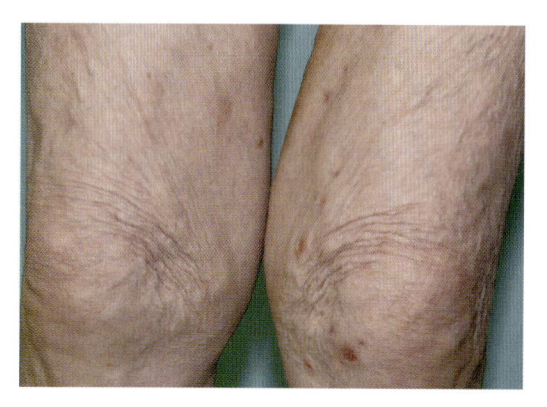

図2　ステロイド外用開始から10日後の臨床像
ステロイド外用により水疱および紅斑は色素沈着を残して消失している．

■文献
1) Kitajima Y, Aoyama Y, Seishima M: J Investig Dermatol Symp Proc 4: 137, 1999
2) Joly P et al: N Engl J Med 346: 321, 2002

（谷岡未樹）

▶3章◀ これぞプロ！の使いこなし術
②恐れずに使おう，strongest！

14 汎発性円形脱毛症（ODTの有効例）

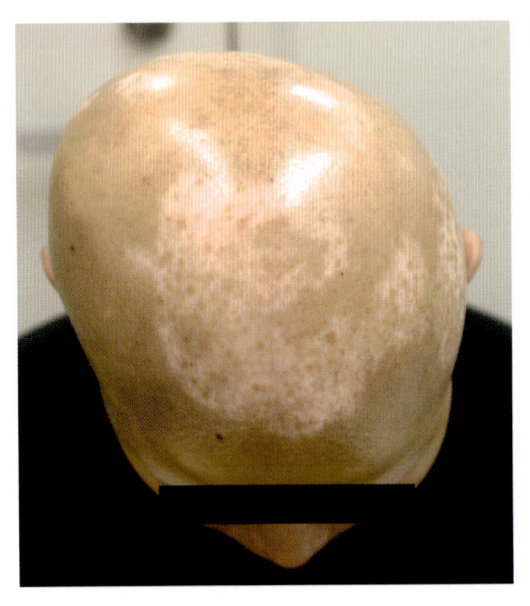

図1 32歳，男性．2006年12月初診
頭髪は完全に脱落し，軟毛の再生も認めていない．ダーモスコピーでは毛孔は確認でき，脂腺の存在を示す yellow dots sign 陽性であった．眉毛はわずかに残存するものの，睫毛や鬚毛はほとんど認めず，体毛もかなり脱落していた．両手指の爪甲には点状陥凹を認めた．頭部に限局して境界明瞭，不整形の白斑が地図状に多発していた．

▶症例

約11年前に発症した円形脱毛症が増悪，寛解をくり返し，3年前に他院にて多発性円形脱毛症の治療のため SADBE（squaric acid dibutylester）による局所免疫療法を開始した．やや発毛傾向を認めたが，SADBEによると思われる白斑が多発するようになったため同療法を中止した．
その後，脱毛は進行し，汎発型に移行した．紫外線療法やプレドニゾロンの内服療法が試みられたが反応は弱く，当科紹介となった（**図1**）．

▶治療と経過

2007年6月から就寝中プロピオン酸クロベタゾール（デルモベート®）軟膏の密封包帯法（DOODT）を開始した．
DOODT開始4週間後にはまばらに白色軟毛の新生が始まり，3カ月後には黒色軟毛が出現した（**図2**：経過aは4カ月後）．2008年2月には白色〜黒色軟毛の再生が50％の範囲で認められた（**図2**：経過b）．
その後も順調に発毛したが，毛髪量が60％を越えたころから軟膏を貼付しづらいとの訴えとともに脱毛が再燃した．そのためDOODTに加え，朝にデルモベート®スカルプローションの外用を追加した．

⑭ 汎発性円形脱毛症（ODTの有効例）

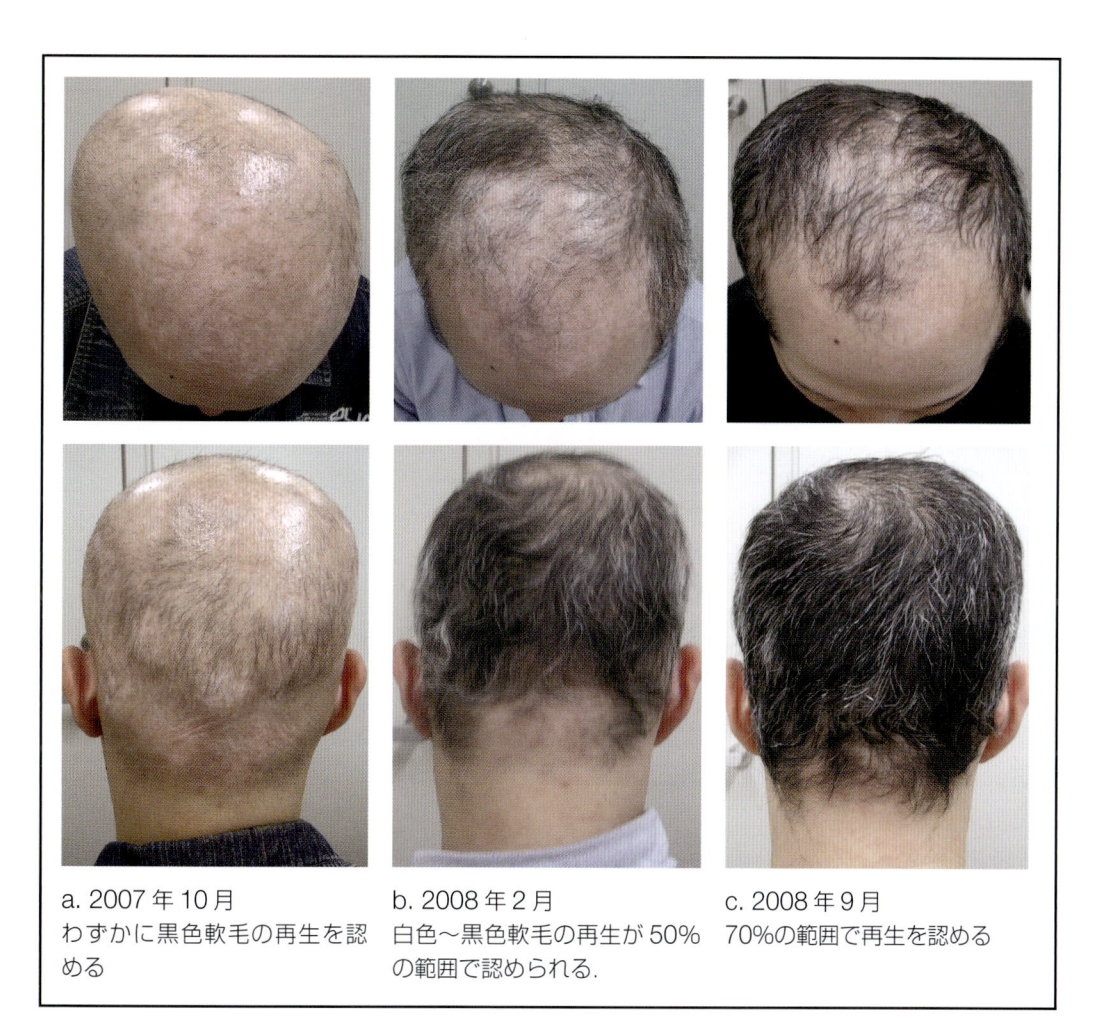

図2 治療経過

a. 2007年10月
わずかに黒色軟毛の再生を認める

b. 2008年2月
白色〜黒色軟毛の再生が50%の範囲で認められる．

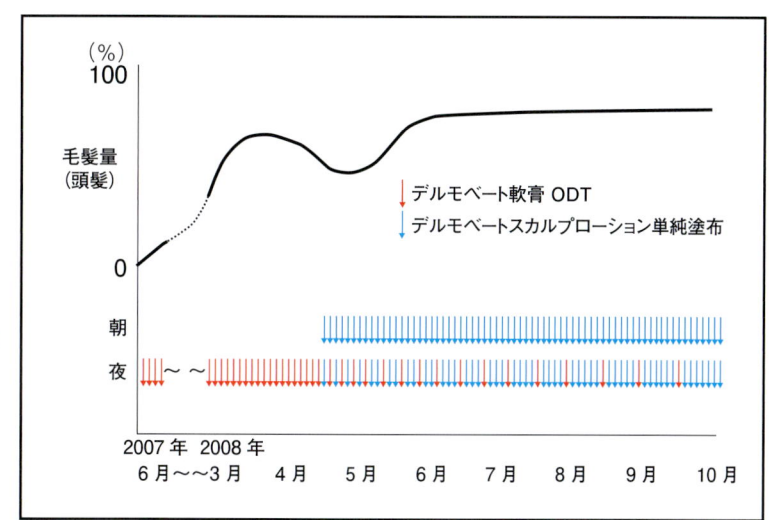

c. 2008年9月
70%の範囲で再生を認める

図3 DOODT漸減法の経過図
徐々にDOODTをデルモベートスカルプローションの単純塗布にスイッチさせていった．

↓ デルモベート軟膏 ODT
↓ デルモベートスカルプローション単純塗布

3章 これぞプロ！の使いこなし術

②恐れずに使おう，strongest！
⑭汎発性円形脱毛症（ODTの有効例）

以降DOODTを漸減し，1年3カ月後（2008年9月）にはデルモベートスカルプローションの単純塗布朝夕1日2回の外用で約70％の毛髪量が維持できている状態である（**図2：経過c**）．

眉毛・睫毛・鬚毛も再生したが，体毛の再生は不完全である．白斑は改善を認めるものの完治には至っていない．

経過中，頭部に認められたステロイドの副作用は少数の毛嚢炎だけであった．体重増加，血圧上昇を認めず，血液・生化学検査および尿検査にも異常はなかったが，2008年6月の採血でACTH 2.0 pg/ml >（正常7.2～63.3），コルチゾール1.0 μg/dl >（正常4.0～18.3）と外用ステロイドの血中移行によると思われる抑制を示した．

▶ **本症例のポイント**

罹病期間の長い全頭型や汎発型の円形脱毛症は種々の治療に抵抗性で非常に難治である．治療法としては局所免疫療法，紫外線療法，パルス療法を含むステロイド全身投与などの治療が試みられているが，いまだエビデンスの高い治療法は確立されていない[1]．

Tostiらは毎週6日間のDOODTを6カ月間行い，28名の全頭型／汎発型の円形脱毛症のうち8名（28.5％）に95％以上の頭髪の再生を認めたと報告した[2]．副作用は頭部の毛嚢炎が11名，顔面の痤瘡が1名，毛細血管拡張が2名，軽度の萎縮が1名で，血液・尿検査には異常はなかったという．

自験例では休薬日を設けず連続外用で施行したが，4週間ほどで発毛が始まり，以降順調に毛髪量の増加をみた．しかし，ある程度毛髪量が増加したところで脱毛が再燃した．

Tostiらによると，8例の成功例のうち3名は外用を続けていたにもかかわらず，脱毛が再発したというが，その理由として毛髪再生に伴い軟膏が頭皮に到達しにくくなるからではないかと述べている．そこで自験例では脱毛が再燃し，毛髪量が減った時点で，就寝中のDOODTに加えて朝1回のデルモベートスカルプローション外用を追加して治療を再開した．毛髪量が増えてODTが困難になる前にODTの回数を2投1休→1投1休→1投2休と減量し，その分をデルモベートスカルプローションの単純塗布で代償することによりステロイド外用薬の漸減を図った．現在はデルモベートスカルプローション1日2回の外用で頭髪は維持されている．血液生化学検査・尿検査・血圧・体重には異常なく，副作用は局所の毛嚢炎だけであった．ただしステロイドを塗布していない眉毛・睫毛などにも再生を認めたこと，DOODT 1投2休の時点で測定したACTHやコルチゾールが低値を示したことを考慮すると，デルモベートの血中濃度上昇による軽度の副腎機能抑制があった可能性が示唆された．

また，当院におけるその後の症例でDOODTによって瘢痕が残存するほどの重度の毛嚢炎を発症し，中止にいたった例があった．したがって，毛嚢炎をみたときには密な経過観察を行い，重症例には適宜減量中止などの処置を講ずるべきことを付記する．

■**文献**
1) MacDonald Hull SP et al: Br J Dermatol 149: 692, 2003
2) Tosti A et al: J Am Acad Dermatol 49: 96, 2003

（入澤亮吉，坪井良治）

▶3章◀ これぞプロ！の使いこなし術
③困ったときのstrongestの裏ワザ的な使い方！

1 血管拡張性肉芽腫

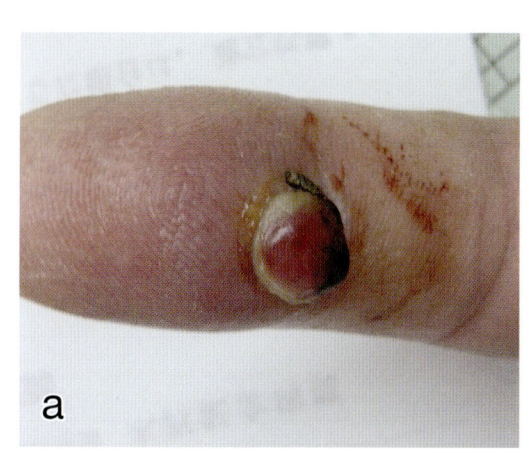

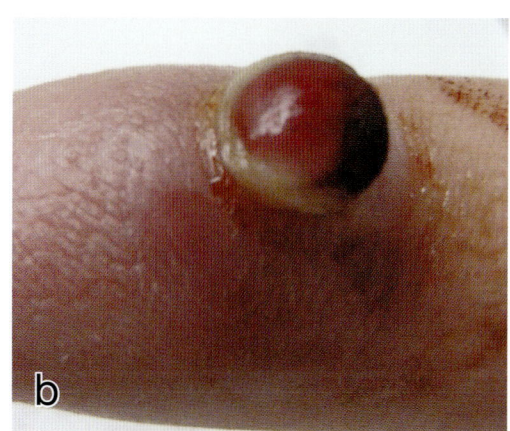

図1　67歳，男性．2008年5月初診
右示指に 8×6×6 mm の赤褐色で表面平滑，易出血性の半球状結節を認める．周囲に色素斑や滲み出しなし（b：拡大像）．

▶症　例

　とくに外傷などの誘因なく，3カ月前に右示指DIP指腹に糸状の紅色小結節が生じていることに気づいた．刺激を受けるたびに滲むような小出血を認めていた．徐々に拡大するとともに出血をくり返し止まりにくくなってきたため近医を受診，悪性腫瘍を疑われ当科を紹介受診した．
　初診時，右示指に 8×6×6 mm の赤褐色で表面平滑な半球状の結節を認めた（図1）．圧痛，自発痛は認めなかったが，易出血性であった．

▶鑑別疾患

無色素性悪性黒色腫：易出血性の腫瘍で鑑別すべき疾患であるが，同部位に色素斑の既往がなく，腫瘍周囲に滲み出しがないことなどから鑑別される．
エクリン汗孔腫：一般的に急速に増大することはなく，充実性の腫瘤であり，易出血性ではない．

▶治療と経過

　出血をくり返し，日常生活に支障を来しており，当初から手術希望であったため14日後に切除予定とした．

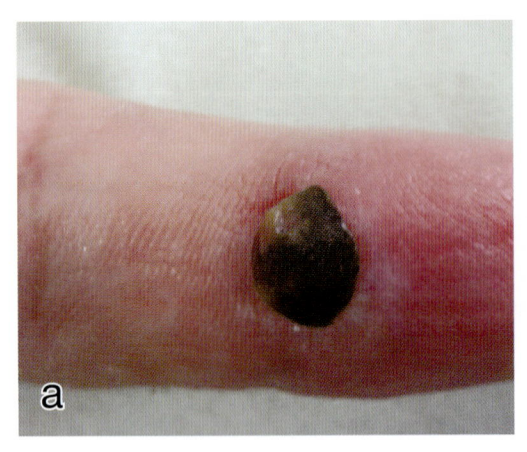

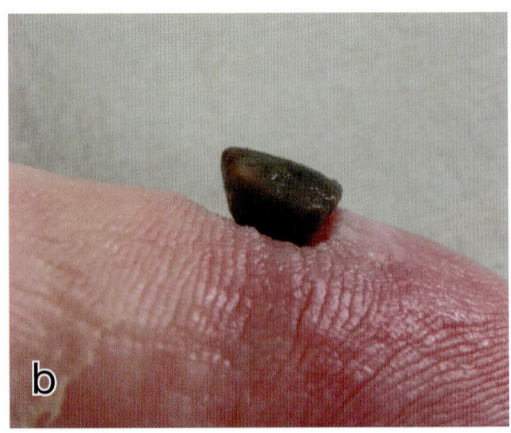

③困ったときのstrongestの裏ワザ的な使い方！
１ 血管拡張性肉芽腫

図2　初診から２週間プロピオン酸クロベタゾールを塗布後
腫瘍表面が黒褐色調になり縮小した（b：側面像）．

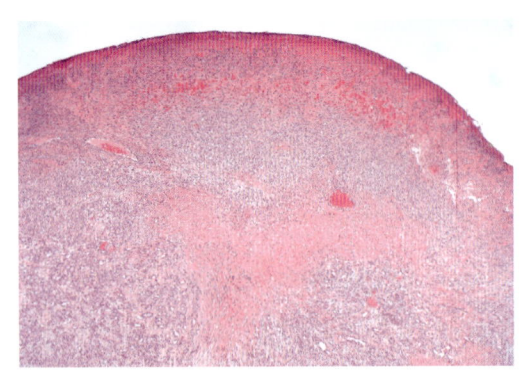

図3　２週間プロピオン酸クロベタゾールを塗布後の病理組織学的所見
腫瘍の表面が壊死し，腫瘍内に大小の毛細血管の増殖を認め，上部毛細血管の内腔に血栓形成が著明（弱拡大，HE染色）．

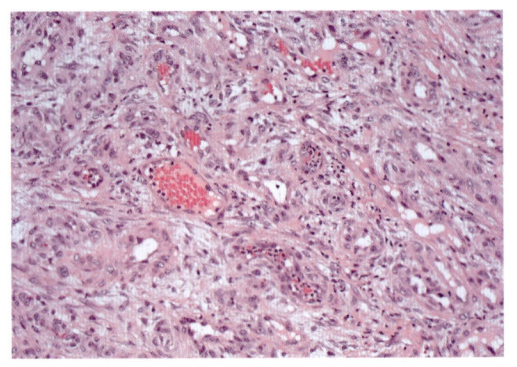

図4　左図の強拡大像
不規則な管腔が形成され，一部の毛細血管が収縮し，血栓形成を多く認める（HE染色）．

　プロピオン酸クロベタゾール（デルモベート®）軟膏を１日２回薄く塗布し，バンドエイド®で圧迫させたところ，14日後の再診時には表面が黒褐色調となり全体的に縮小し，広基性となった（図2）．
　数日前から出血も認めなかったが，手術希望が強かったため切除術を施行した．その後再発は認めていない．

▶ **本症例のポイント**

　血管拡張性肉芽腫は乳頭層・下層の毛細血管の塊状・斑状の増殖と血管腔の拡張を主体とした，脆弱で薄い血管腫の一種である[1]．
　本症は頭・顔・上胸背・手（指，掌）に好発し，外傷が先行する場合があり，小児や青年に多く，高齢者には稀である．腫瘍は表皮・粘膜上皮で覆われ，皮膚面から軟らかく突出する．

また腫瘍自体血管成分が豊富なため，外傷を受けて容易に出血・二次感染を来す．そのため，切除や除去することが望ましい．

1）一般的な治療

一般的治療として，外科的切除，凍結療法，レーザー照射などがあげられる．

外科的切除は，切除標本から組織学的確定診断に至ることや腫瘍下床に存在する輸入動静脈（吻合）を含めて除去できることなどの利点からもっとも確実な治療法になるが，小児や手指に生じた場合などでは，全摘が困難な場合もある．

凍結療法は侵襲性が低く簡単な処置であるが，時に施行によって出血が誘発されることがある．レーザー照射は熱破壊して腫瘍全体を壊死に至らせるが再発する可能性がある．

2）ステロイド外用による治療の工夫

最近，密封包帯法にて強力なステロイド外用薬を塗布したり[2]，散発性多発例では短期間のステロイド薬全身投与を行われる報告があり，ステロイドの有効性が注目されている．

ステロイド外用薬の薬効として血管収縮作用，肉芽抑制作用，抗炎症作用があげられる[3]．その中でもプロピオン酸クロベタゾールは吉草酸ベタメタゾンと比較すると約5倍以上も血管収縮作用が強い[4]．

本症例でも2週間プロピオン酸クロベタゾールを塗布することによって，血管拡張性肉芽腫が縮小すると同時に出血も止まり，患者のQOLも向上し，外科的切除においても有用な前処置と考えた．わずか2週間の外用後に，臨床的に腫瘍が著明に縮小し，病理組織学的にも腫瘍表面の変性，腫瘍内毛細血管の収縮あるいは血栓が確認された（図3，4）．形状も半球状から広基性に変化しており，このまま保存的に治療を続けることで腫瘍の脱落も期待できたと考えられた．

3）注意点

ステロイド外用の副作用として，長期外用による皮膚萎縮があげられるが，可逆性であり，顔面などの部位を避ければ問題ないと思われる．感染症に留意し，定期的に通院させて観察すれば，症例によっては有用な治療法の一つとなりうると思われる．

■文献

1) 今山修平：最新皮膚科学大系 13，中山書店，東京，p.132, 2002
2) 相場節也ほか：日皮会誌 113: 1298, 2003
3) 中村悦郎ほか：共立薬科大学研究年報 18: 13, 1974
4) 武田克之：皮膚臨床 26（7特）：631, 1984

（齋藤真理子，市來善郎，北島康雄）

③困ったときのstrongestの裏ワザ的な使い方！

②陥入爪の肉芽（人工爪との併用で完治した例）

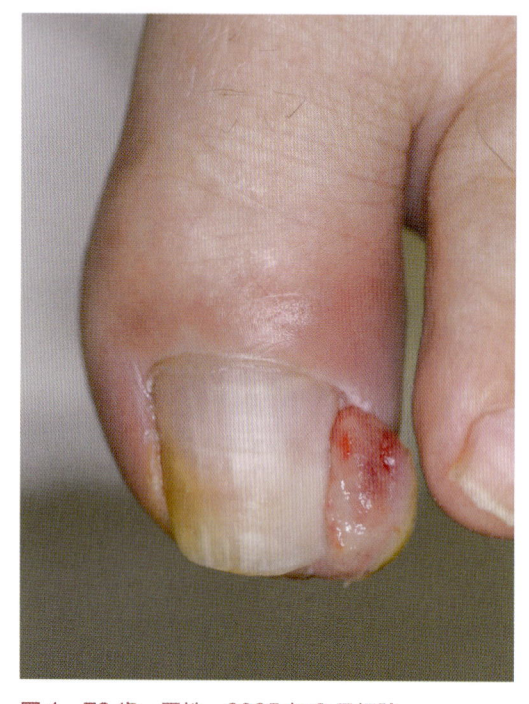

図1 79歳，男性．2005年9月初診
左母趾外側爪溝部に淡紅色で弾性軟の巨大な肉芽を認め，同部の側爪郭が有痛性に赤く腫脹していた．

▶症　例

初診の20日前，転倒により左母趾を打撲．そのまま放置していたが，左母趾に紅色腫瘤が生じ，徐々に増大してきたために当科を初診した（図1）．
既往歴では足爪白癬が2年前に認められていたが，抗真菌薬の内服で完治している．Ⅱ型糖尿病で食事療法中．前立腺癌で1999年よりホルモン療法，2001年に脳血栓により右片麻痺がある．

▶臨床診断

左母趾陥入爪による毛細血管拡張性肉芽腫と診断．

▶治療と経過

脳血栓後遺症でアスピリン（バイアスピリン®）内服中．患者本人の内服続行の希望があったために観血的治療は中止し，酢酸ジフロラゾン（ダイアコート®）軟膏を毎日2回，肉芽の部分に単純塗布するように指導した．
1週後の再診時には肉芽は半分程度に縮小していたが，肉芽部分の爪甲が側爪溝と遊離していたので，無麻酔下で左母趾にアクリル人工爪を作成した（図2）．以後ダイアコート軟膏を人工爪下面の肉芽に外用を続行するように指導した．
1カ月後には左母趾の肉芽は消失，その後陥入爪，肉芽の再発は認めていない（図3）．

▶自験例のポイント

自験例では，抗血小板薬内服中のため観血的治療は施行できなかった．
陥入爪ではいったん肉芽が生じると，自爪がさらに肉芽を損傷することで悪循環となり，自験例のような巨大な肉芽を生じること

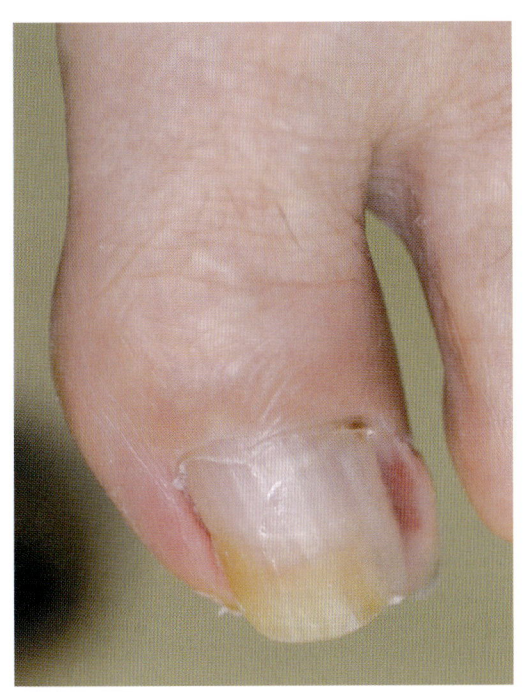

図2 アクリル人工爪作成時
ステロイド外用薬で肉芽が半分程度に縮小した時点で，アクリル人工爪を作成した．

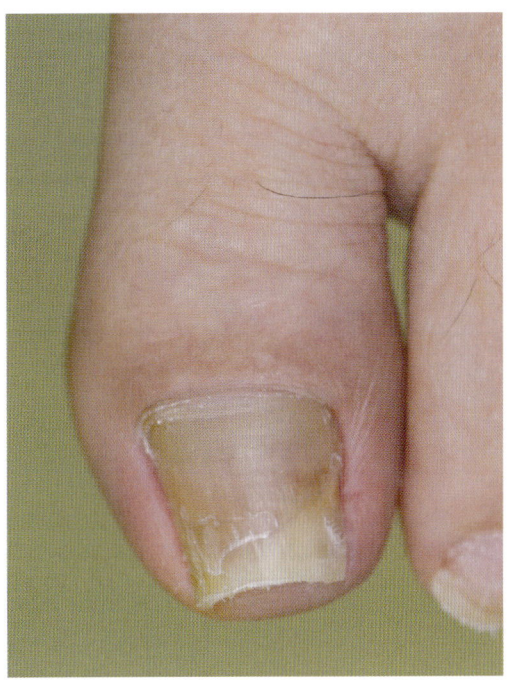

図3 初診から1年後の所見
再発はみられない．

がある．したがって第一に保存的に肉芽を縮小することを目的として strongest クラスのステロイド外用薬を使用した．その結果，肉芽は縮小した．

しかし自験例での発症誘因としては，
①母趾打撲による爪甲と側爪郭の連続性が消失したこと，
②爪甲が過度に彎曲し爪甲側縁が直角に側爪溝に向いていたこと，
③右片麻痺により左母趾に過度に加重がかかったこと，

これら3つの要因により，爪甲による慢性持続的な側爪溝損傷が生じた結果，肉芽が形成されたものと考えられた．

このような場合にはステロイド薬の外用で著効したものの，原因を除去しなければ完治は望めないし，再発はまぬがれない．これら

の要因を解消するためにアクリル人工爪を作成した．

方法は成書に譲るが[1]，自験例ではさらに以下の工夫を加えた．すでに側爪甲縁と側爪郭の連続性が断たれているので，ペアンの先端を，その片側のみをアルコールランプで熱して，それを爪甲表面に，熱していないほうを爪甲下にして爪甲を挟み込み，少しねじるようにして彎曲する爪甲の角度を変え[2]，その際に浮き上がった側爪甲縁下にレントゲンフィルムを差し込み，これを下地にして肉芽の表面全面に肉芽を圧迫するような形で人工爪を作成した．

◆ **ステロイド使用のポイント**

自験例での完治のポイントは，
①ステロイド外用薬で著明に縮小したこと，すなわち陥入の程度が軽度であったこと，

②焼きペアンと人工爪により爪甲の彎曲を是正することで自爪による軟部組織および肉芽組織への損傷を防ぎ，さらに人工爪を直接肉芽の表面に覆い被さるように作成したことで，肉芽への物理的圧迫による消褪を期待できたこと，
　③肉芽が消失しても人工爪を続けて装着することで，側爪甲と側爪郭のなす角度を鈍角に保つことができ，徐々に近位爪甲から爪甲〜側爪郭の連続性が回復して完治に至ったこと，
　以上の3つが考えられた．
　非観血的に肉芽を除去する他の方法としては，液体窒素による冷凍凝固，硝酸銀やフェノールによる腐食等があげられる．陥入爪による肉芽の場合には正常組織への損傷が誘因となるので，液体窒素や化学的腐食剤を用いた方法では，正常組織まで傷害する可能性が大きく，かえって肉芽を増大させることもある．

　また爪甲下にソフラチュールガーゼや米粒大の綿花を差し込んだり，ワイヤを用いて自爪による軟部組織の損傷を防いだとしても，肉芽が大きければ肉芽そのものへの損傷は避けられないので治癒までに長期間を要する．
　このような場合には，ステロイド外用薬で肉芽を同時に消褪させるような処置も必要であろう．ステロイド外用薬を用いて非観血的に肉芽を消褪させるには，同時にガター法[3]や人工爪のような，軟部組織のみならず肉芽への損傷を防ぐ方法を併用することがさらに望ましいと思われる．

■文献

1) 東 禹彦：爪・基礎から臨床まで，金原出版，東京，p.139, 2004
2) 内山光明：MB Derma 87: 10, 2004
3) 町田英一：MB Derma 128: 42, 2007

（国本佳代，上出康二）

3章 これぞプロ！の使いこなし術
③困ったときの strongest の裏ワザ的な使い方！

③ 潰瘍治療中の過剰肉芽

▶ 創傷治癒過程で発生する過剰肉芽の対処法

褥瘡や熱傷潰瘍の治癒過程において，近年では肉芽形成促進作用の強い外用薬が登場したせいもあり，肉芽形成期（いわゆる赤色期）に肉芽の過剰形成をみることがある．

過剰肉芽は上皮化を妨げるため対処する必要があるが，まず外科的に切除する方法がある．肉芽は一般に血流が豊富で出血するため，切除後は止血効果を有する創傷被覆材であるアルギン酸塩を用いるとよい．またステロイド外用薬も有効である．

▶ ステロイドの使い方

ステロイドには血管収縮作用，線維芽細胞増殖抑制作用，コラーゲン産生抑制作用などがあり，肉芽形成を抑制すると考えられており，皮膚科では古くから用いられていた手法であるが，最近では褥瘡治療のガイドブックにも記載されている[1]．

用いるステロイドのランクは強いほど効果も早いが，感染，創傷治癒遅延に対するリスクも高まるため，その分注意が必要である．実際的には strong から strongest クラスまでのものを用いることが多いが，weak クラスのヒドロコルチゾンを含有するエキザルベ®が有用であるとの報告もある[2]．

使用方法は単純塗布のあとにガーゼ貼付するか，もしくはポリウレタンフォームなどの創傷被覆材で被覆する．後者のほうが密封作用もあって効果が良い印象がある．図1は仙骨部にポケットを伴った褥瘡で，過剰肉芽がみられるが，プロピオン酸クロベタゾール（デルモベート®）軟膏外用2週間で肉芽の縮小をみた．

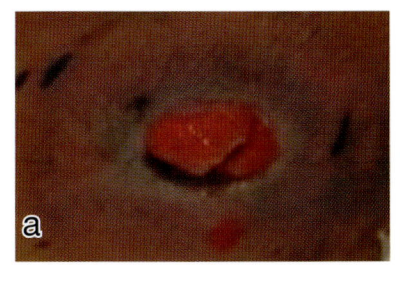

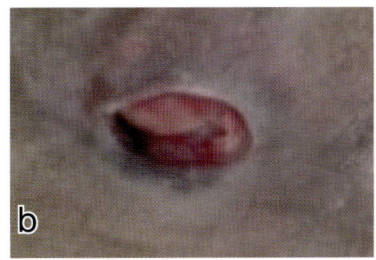

図1 褥瘡治療中に生じた過剰肉芽

③困ったときのstrongestの裏ワザ的な使い方!
③潰瘍治療中の過剰肉芽

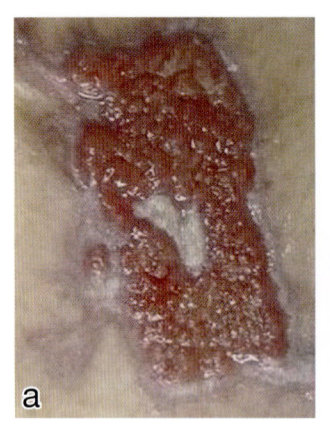

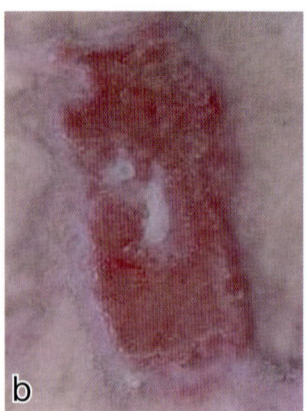

図2 トラフェルミン外用中に生じた過剰肉芽
(a) 腹部の深達性Ⅱ度熱傷．トラフェルミン外用中に過剰肉芽となる．
(b) ブクラデシンナトリウム軟膏とハイドロファイバーに変更1週間後．

▶ 過剰な滲出液による過剰肉芽の対処法

一方，滲出液のコントロールも重要で，滲出液が多いと水っぽい肉芽になることがある．トレチノイントコフェリル（オルセノン®）はクリーム基剤であるため滲出液吸収能がなく，滲出液の多い潰瘍に漫然と使っているといわゆるオルセノン肉芽を作ることがあり，トラフェルミン（フィブラスト®）もスプレー剤であるため滲出液がコントロールできない．

このような時に，吸水能のある外用薬や創傷被覆材に変更すると，滲出液の制御により過剰肉芽が改善することもある．図2は深達性Ⅱ度熱傷でトラフェルミン外用中に滲出液が多いために水っぽい肉芽が隆起してきたが，水溶性基剤であるブクラデシンナトリウム（アクトシン®軟膏）に変更し，ハイドロファイバーを貼付することにより1週間で平坦化した．

▶ おわりに

以上のように，過剰肉芽に対する対応はいくつかあるが，ステロイド外用薬は有効な一手段である．ただし，感染の惹起・悪化，創傷治癒遅延に注意し，漫然と使用せずに改善がみられたら速やかに他の外用薬に変更すべきである．

■文献
1) 日本褥瘡学会：在宅褥瘡治療・予防ガイドブック，照林社，東京，p.101, 2008
2) 角田孝彦：日本褥瘡学会誌 9: 386, 2007

（五十嵐敦之）

▶3章◀ これぞプロ！の使いこなし術

④剤型選びの工夫とコツ

１ 爪病変には軟膏？ ローション？

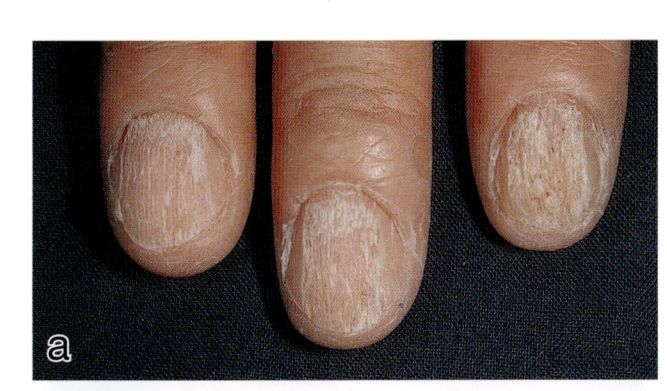

図1 爪異栄養症（37歳, 女性）
(a) 全指趾爪甲表面に縦条と鱗屑の付着を認める．
(b) 後爪郭部に酢酸ジフロラゾン（ダイアコート®）軟膏を塗布させた．徐々に軽快し，約1年後には略治した．

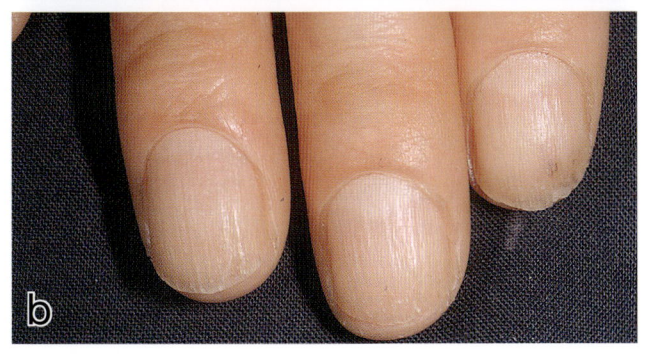

はじめに

　爪病変には多くの種類があり，病気の原因となっている部位もさまざまである．爪母に炎症を生じて爪甲に変形を生じている場合，後爪郭部に病変がある場合，爪床部に炎症のある場合，爪白癬のように爪甲内に白癬菌が存在するために爪甲に異常を認める場合がある．したがって，病変を惹起する部位を考えて基剤を選択する必要がある．

爪母や爪床に病変のある疾患

　爪母や爪床に病変のある疾患としては爪乾癬が代表的な疾患である．爪母に限局した疾患としては，いわゆる爪異栄養症がある．これらに対してはステロイド含有の軟膏やクリーム剤，ときにはテープ剤を後爪郭部に使用しているが，外用薬では難治である．爪乾癬に伴う爪甲剥離に対しても無効である．要するに，炎症を生じている部位が爪甲の下に存在するためである．爪乾癬に対してはシク

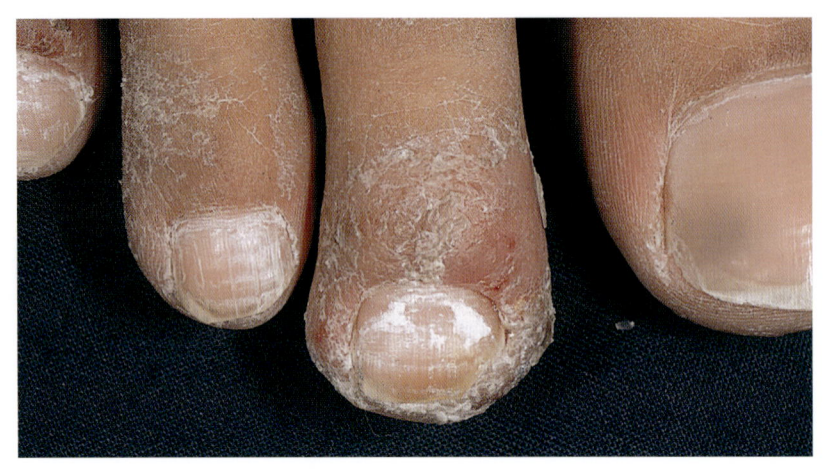

④剤型選びの工夫とコツ
① 爪病変には軟膏？ ローション？

図2　爪甲表面の白濁（30歳，男性）
爪甲表面に析出した抗真菌薬のために爪甲が白濁している．右第2趾爪甲表面基部の一部は直接鏡検のために採取したために白濁はなくなっている．

ロスポリンやエトレチナートの内服を行わないと，なかなか治癒しない．一方，爪異栄養症では炎症の部位が比較的爪母の近位部のことが多く，外用のみでもかなり軽快する**(図1)**．

後爪郭部に病変のある疾患

アトピー性皮膚炎や主婦湿疹（接触皮膚炎）に伴う爪の変形に対してはステロイド含有軟膏を主として使用している．爪甲縦裂症，波形爪甲，爪甲中央縦溝症なども後爪郭部に病変のある疾患なので，ステロイド含有軟膏を使用している．

爪甲の薬剤透過性

◆ 液剤は爪甲には不適である

爪甲の薬剤透過性を検討した報告があるが，材料には切り取った爪甲が使用されている．抗真菌薬を爪甲表面に外用した場合に軟膏よりもチンキ剤の方が吸収がよいとされている．また，水とアルコールでは水のほうが吸収がよいと報告されている[1〜3]．このような報告を読めば，爪甲表面にローション剤を外用するのは合理的のように思われる．

しかし，これらの報告の実験条件を調べてみると，液剤を用いる場合には爪甲表面に液剤を単純に塗布するのではなく，液剤がこぼれないように囲いを設けている．入浴すると爪甲は水分を吸収し，軟らかくなり，爪を切りやすくなるということはよく知られた事象である．切り取った爪甲は乾燥状態にあり，水分をよく吸収するのは当然のことなのである．アルコールも爪甲表面の囲いの中に静置すれば，吸収はしやすいことになる．

実際の臨床では，液剤を爪甲表面に厚く塗布することは不可能である．爪白癬の外用薬として，しばしば液剤が使用されているが，爪甲表面に塗布した場合，基剤成分として含まれているアルコールはすぐに蒸発する運命にある．ちなみに，某抗真菌薬液剤の処方は抗真菌薬，エタノール，精製水，マクロゴール400，メチルエチルケトンとなっている．マクロゴール400以外は蒸発する成分である．その結果抗真菌薬は結晶として析出し，爪甲表面に留まることになる**（図2）**．

液剤でも乳剤性ローションでは事情が少し変わる．少しは薬剤が爪甲に浸透するかもし

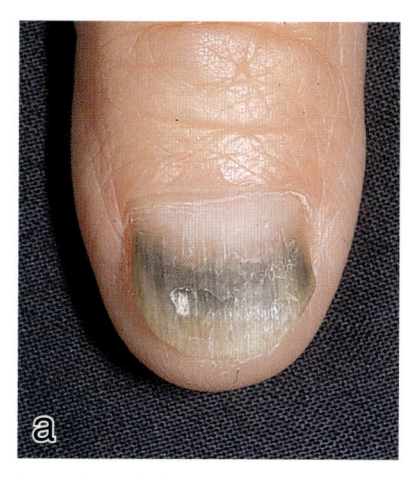

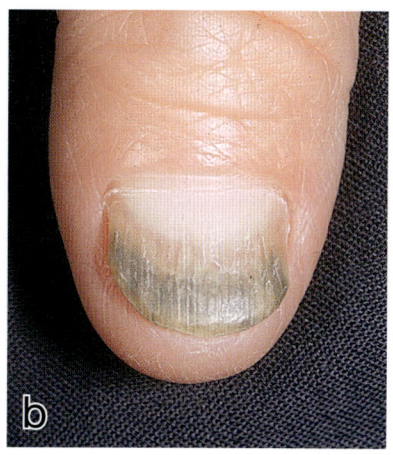

図3 緑色爪（73歳，女性）
(a) 緑色爪，爪甲剥離を伴っている．
(b) アクアチムローションを爪甲下に挿入するように指導したところ，緑色は2週後には薄くなっている．

れないが，浸透するという証拠もない．ワセリンを主体とする軟膏も同様である．

爪甲剥離に対しての対処法

1) カンジダには爪甲除去ののちクリーム基剤を

爪甲剥離の原因の一つはカンジダであり，カンジダを検出した場合には剥離部爪甲を除去して，抗カンジダ作用のあるクリーム基剤の外用薬を爪床部に塗布するのがよいと考えている．

剥離部爪甲の除去を拒否する患者に対しては，抗カンジダ作用のある液剤を使用する．クリーム剤では病巣の奥まで薬剤を挿入するのは困難であるが，液剤なら奥まで挿入可能であるし，アルコール分もすぐには揮発しない．

2) 接触皮膚炎には軟膏またはクリームを

接触皮膚炎による爪甲剥離に対しては，剥離部爪甲を除去し，ステロイド含有軟膏またはクリームを塗布する．爪甲の除去を拒否する患者に対しては乳剤性ローションを用いる．

3) 爪甲剥離症に二次的に生じる緑色爪の治療にはアクアチムローションを

緑色爪は *Pseudomonas aeruginosa* の感染により生じるが，通常は爪甲剥離症に二次的に感染する．ナジフロキサシン（アクアチム®）ローションを爪甲下の間隙に挿入するのがよい．緑色の着色は軽快する（図3）．爪甲剥離症に対しては別の治療が必要である．

おわりに

爪は薬剤の透過性が悪く，とくにチンキ剤は揮発しやすいことを考えると使用範囲は限局したものとなろう．外用薬が効果を発揮できるのは爪床部に直接塗布する場合と，後爪郭部に病変のある場合ぐらいではないかと考えている．

■文献
1) Stuttgen G, Bauer E: Mykosen 25: 74, 1982
2) Walters KA, Flynn GL, Marvel JR: J Pharm Pharmacol 37: 498, 1985
3) 小林洋一，森本擁憲：ファルマシア 35: 569, 1999

（東 禹彦）

3章 これぞプロ！の使いこなし術

④剤型選びの工夫とコツ

2 日光皮膚炎には軟膏・クリーム？スプレー・ローション？

▶ はじめに

　日光皮膚炎，すなわち日焼け，である．真夏にいつもオフィスにいて休みもとれない，さあ，一日休みがとれた，海へ行ってこようと勇んで出発．道は混んで，10時ごろ海岸に到着．普段日焼けもできないからたっぷり日を浴びて遊んだり，うっかり寝込んでゆっくり焼いて，午後3時ごろ海岸をあとに帰路についた．自宅で入浴したら，背中と腿が赤いのに気づいた．湯がかかったらとびあがるほど痛かった．しまったと思ったが遅かった，夜間背中を下にして寝るにもつらかった．翌朝，背中は真っ赤，一部に水ぶくれもできてひりひり痛い，さあ皮膚科へ．医師も看護師もあきれた顔をしている．

▶ 日光皮膚炎とは

　異常な量の日光を浴びたためのUVB，一部はUVAによる障害である．日光浴・海水浴・戸外のスポーツや作業の後に生じることが多い．
　日光曝露後，数時間で浮腫性紅斑が生じ，6〜24時間後がピークでもっとも炎症が強い．水疱を形成することが多く，疼痛が激しい．高熱・脱水・倦怠など全身症状を合併することがある．
　その後は徐々に炎症は消褪し，水疱天蓋は薄い膜様に剥離する．色素沈着または色素脱失を残して軽快していく．この症状・経過はまさしく熱傷である．

▶ 日光皮膚炎の治療は？

　このような日光皮膚炎の患者が来院したら，"ひやけど"の治療をどうするか？
　手っ取り早く言えば，表皮熱傷（epidermal burn）ないしⅡ度真皮浅層熱傷（superficial dermal burn：SDB）の治療である．熱傷では小児Ⅱ度熱傷10％，成人Ⅱ度15％を超えると全身管理が必要になってくる．
　ごく軽度の場合は，冷却させる．冷やすと疼痛が緩和する．冷やす際は，表皮を傷つけるため冷却用貼付シートやパップ剤を貼ったりせず，冷たい水で絞ったタオルや氷嚢，氷を包んだビニール袋などで冷やす．
　水疱ができていない程度なら，ステロイドの外用でよい．ステロイドはごくスタンダードのストロングクラスのものでかまわない．

▶ 外用の剤型はどれを選べばいいの？

　ところで外用薬の剤型は？　だってうっかり触ると飛びあがって痛がるんですもの！！
　剤型？　基剤！　いったいどのような基剤がふさわしいだろうか．外用薬の選択は重要である．
　一般的に使われ，入手可能なステロイド外用薬の基剤は軟膏，クリーム，ローション，スプレーなどである．紅斑程度の場合は軟膏でもクリームでもかまわないが，触らないですませられる，患者にとって一番苦痛がないのはスプレーであろう．

① スプレー

スプレーはフルオシノニド（トプシム®），フルオシノロンアセトニド（フルコート®）くらいである．

スプレー剤の良い点は，痛がる局面に触らないで外用できる，冷却感がある，手を汚さないで外用できることである．

ただし，可燃性があるので使用場所に注意しなければならないこと，さらにどれくらい使用したかの量が不明瞭であることなどの欠点もある．

② 液体基剤（ローションを含む）

ローションを含めた液体基剤はよく延びて皮表に主剤の薄い皮膜をつくるが，皮膚表面に延ばし広げるにはかなりの量を塗り広げる必要がある．

③ 軟膏，クリーム

一方，軟膏はワセリン基剤で十分で，塗ってみるとわかるが，意外に延びが悪い．もちろんクリーム基剤は柔らかく，よく延びる．軟膏，クリームともに温かい皮膚に少し点在させ，体温で温まったところですっと延ばすと，薄く塗れる（しかも，使い捨てビニール手袋をつけて塗ると，薄くそっと延ばすことができる）．しかし，痛い皮膚に触ることに変わりはない．

④ 水疱を形成してしまった部位には，親水軟膏やクリーム基剤は不可

水疱を形成してしまった部位には，水疱がつぶれると滲出液が出たり，浅いびらんを作るため，乳化剤を用いて作られた親水軟膏または吸水軟膏基剤の乳剤性外用薬，すなわちクリーム基剤は適合しない．滲出液で溶けた外用薬が再吸収したり，過度に吸収したり，刺激をしたりするからである．

日光皮膚炎の治療：結論

これらの条件・状況から，日光皮膚炎の治療は，下記のように行う．

① まずごく初期は疼痛がなくなるまで冷却する．痛い期間はスプレー式のステロイドを用いる．触れてかまわなければ，ローションでもよい．紅斑だけ，または水疱ができるまでは軟膏でもクリームでもどちらも使用可能である．

② 24時間ほど経って疼痛が軽減したら，軟膏・クリーム基剤のステロイドを塗る．水疱ができている場合は，前述のようにクリーム基剤ではなく，軟膏基剤の外用薬を使用する．二次感染をおこしていない場合はステロイド軟膏，ジメチルイソプロピルアズレン軟膏（アズノール®）軟膏やワセリンでもよい．じかに下着があたると疼痛が激しいため，トレックス®ガーゼなどのシリコンガーゼを用いるとよい．

おわりに

タイトルでは"軟膏・クリーム versus スプレー／ローション"としたが，実際には"軟膏／クリーム after スプレー／ローション"と考えている．

なお，全身症状を伴うような例では，入院，広範囲熱傷に準じた補液，ときにはステロイドの全身的投与を必要とする場合もある．日光皮膚炎といっても，決して甘くみてはいけない．

（日野治子）

▶3章◀ これぞプロ！の使いこなし術
④剤型選びの工夫とコツ

③ ストーマ周囲には軟膏？ ローション？

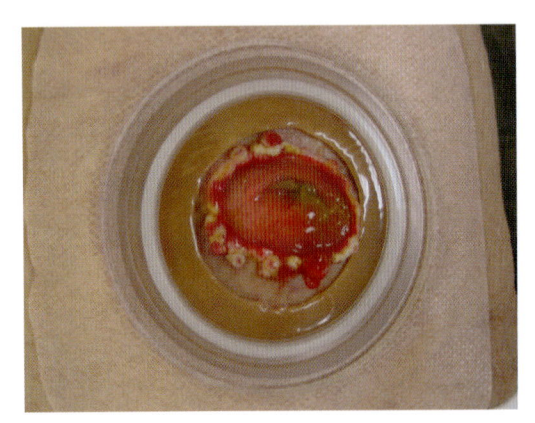

図1 症例1：85歳，男性
ストーマ周囲の肉芽から出血がみられる．

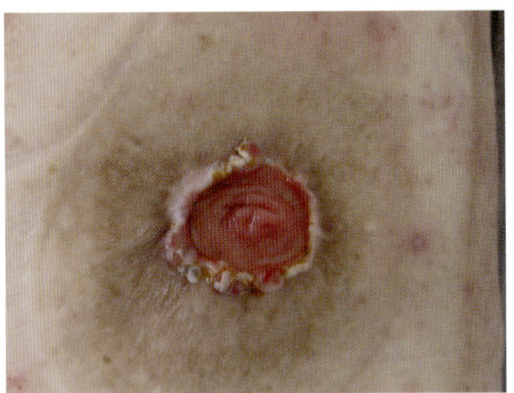

図2 症例1：ステロイド外用薬治療約2週間後
ストーマ周囲の肉芽はかなり退縮している．

はじめに

ストーマ周囲に発生する皮膚病変は，排泄物の接触やストーマ装具の摩擦などに関連した粘膜や粘膜皮膚接合部の皮膚病変，ストーマ装具の装着に関連した接触皮膚炎や真菌感染などがあげられる．このうちステロイド外用薬で治療する皮膚病変としては，排泄物の接触による粘膜皮膚接合部の皮膚病変，ストーマ装具の装着に関連した接触皮膚炎が主である．

ストーマ周囲のステロイド外用薬による治療では，ストーマ装具を使用しながらの治療であるため，ストーマ装具の装着時に接着不良が頻繁におこる．そのため，適切なステロイド外用薬の剤型選択と使用方法により，患者の日常生活に支障を来さず，安全に受けられるようにすることが重要である．

症例1：ストーマ周囲の肉芽

患　者：85歳，男性（図1）．
主　訴：ストーマ周囲の肉芽から出血がある．装具からの排泄物の漏れ．
現病歴：悪性リンパ腫の治療のため入院中．以後ストーマ外来などのフォローを受けたことはない．ストーマ周囲の肉芽は何年前から発生し始めたかは記憶にないが，出血してもすぐに止血するため，とくに受診をすることもなく経過していた．今後大量の化学療法を受ける予定であり，血小板が減少する可能性もあったことから，ストーマ外来を受診した．
既往歴：12年前に直腸癌にてマイルズ氏手術施行．

◆ 臨床診断

患者は，ストーマ周囲の肉芽により装具の密着が得られないため，徐々に装具の穴あけ

148

③ストーマ周囲には軟膏？ローション？

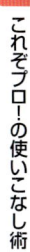

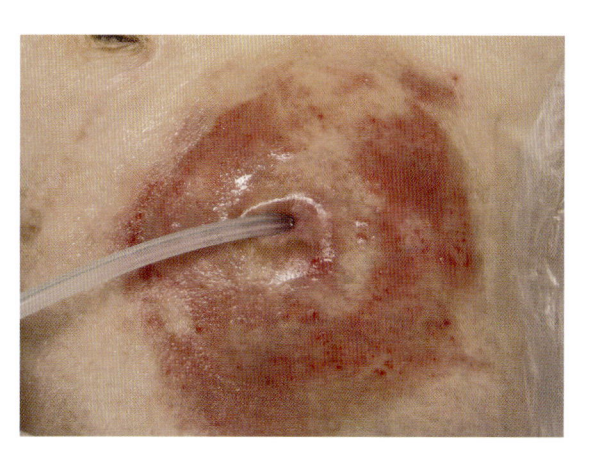

図3 症例2：80歳，男性
ストーマ装具に一致した発赤，滲出液を伴った表皮剥離．

のサイズを拡大して装具を貼付していた．そのため，ストーマ周囲の粘膜は常に便に接触している状態であり，排泄物による慢性乳頭腫様皮膚炎の変化を来しているものと思われた．

◆ 治療と経過

硝酸銀による焼灼も行ったが，焼灼による出血，肉芽の範囲が広く疼痛が強かったため皮膚科にコンサルト．ステロイド外用とストーマ皮膚保護パウダーの使用へ変更した．

外用方法は，1日1回ストーマの面板と袋の接続を外して肉芽部分にのみstrongestのステロイド外用薬（デルモベート®軟膏）を薄く塗布して，ストーマ皮膚保護パウダーをさらに上から撒布した．1カ月程度でほぼ肉芽は消失した（図2は途中経過を示す）．

◆ 症例1のポイント（軟膏を選択）

これらストーマ周囲の肉芽は，排泄物の刺激で過剰な血流により肥厚し，炎症をおこして発生することが多いとされている．これにより装具の貼付が困難となり，安定した装具貼付のために装具の穴あけを拡大していき，その結果，肉芽はさらに排泄物に接触し拡大していくという悪循環をおこしやすい．

通常は，硝酸銀や液体窒素冷凍凝固法などの治療が選択される．しかし，治療後も装具を装着し続け，排泄物にも接触することから改善には時間がかかり，再発もしやすい．ま

た，この症例のように，現疾患の治療の影響で血小板が低下しているという条件から処置後の出血も考慮すると，今回のステロイド外用による治療は，ステロイドの抗炎症作用と一時的な血管収縮能により，肉芽を縮小することに安全かつ効果があったものと思われる．

注意すべき点として，装具の密着面は皮膚へ装着している場合，油分で剥離しやすい特徴がある．そのため，ステロイド外用薬の軟膏を大量に使用すると，肉芽から流れた軟膏が装具の密着を悪くする可能性がある．したがって，ステロイド外用薬の使用量には注意が必要である．

▶ **症例2：接触皮膚炎**

患　者：80歳，男性（図3）．
主　訴：ストーマ装具の面板に一致して発赤，一部表皮剥離あり．瘙痒感なし．疼痛なし．
現病歴：1年前膀胱腫瘍にて左尿管皮膚瘻造設．腫瘍に対しては，化学療法を実施．化学療法実施中には，皮膚障害は発生しなかった．とくに思い当たる原因はないが，数日前より突然発赤が発生し，ストーマ外来受診．
既往歴：とくになし．

◆ 鑑別疾患と臨床診断

患者は，発赤および，ところどころに表皮

剥離をおこしていたことから，滲出液により装具の密着が悪い状態であった．

体調により免疫が低下している場合には，装具の下に真菌感染もおこりやすいため，皮膚科にコンサルテーションし，真菌感染の鑑別を実施した．しかし，鏡検にて真菌の存在は認められず，装具あるいは排泄物の漏れなどによる刺激性接触皮膚炎と診断された．

◆ 治療と経過

発赤部分には，装具装着前の皮膚洗浄後，プロピオン酸デキサメタゾン（メサデルム®）ローション2～3滴をよく伸ばして塗布した．装具の装着は，皮膚が十分に乾燥してから装着してもらうようにした．

装具の交換間隔は，表皮剥離部分からの滲出液が多い時期は，1日おきの交換とし，密着不良による排泄物の漏れがおこらないようにした．

1週間ほどで表皮剥離からの滲出液はなくなり，発赤も軽減した．発赤がなくなるまで，メサデルムローションの塗布は継続し，1カ月ほどで皮膚病変は改善した．

◆ 症例2のポイント（ローションを選択）

装具による接触皮膚炎の発生は，術後の装具装着開始時，装具の種類を変更した場合などが多いが，**症例2**のように特発的に発生することもある．とくに夏場は発汗も多いことから，真菌感染との判別は確実にすることが望ましい．

ステロイド外用薬の処方では，軟膏タイプのものが選択されがちだが，軟膏を塗布してからの装具装着では，密着が悪く，排泄物の漏れが増加し，皮膚障害が悪化することも少なくない．

そのため，装具の装着面に一致した皮膚病変の場合には，原則的にローションタイプの剤型の選択が望ましい．ローションタイプのステロイド外用薬がない場合は，軟膏を薄く塗布後，20～30分浸透させ，再度皮膚洗浄後，装具を装着するとよいとされている．

皮膚障害は，ステロイド外用薬の塗布後，装具の装着をすることから密封療法（ODT）と同じ状態になるため，比較的早期に改善する傾向にある．

この症例では，軽快後再発をみないことから，装具による接触皮膚炎は否定的と考えられ，少しずつ漏れ出てきた排泄物による刺激性接触皮膚炎であった可能性が高いと考えている．

■ 文献

1) Lyon CC, Smith AJ eds: Abdominal stomas and their skin disorders, Inform Healthcare, London, p.201, 2001
2) 伊藤美智子 編：ストーマケア，学習研究社，東京，p.159, 2003
3) ストーマリハビリテーション講習会実行委員会 編：ストーマリハビリテーション 実践と理論，金原出版，東京，p.256, 2006
4) 玉置邦彦 編著：アトピー性皮膚炎とステロイド外用療法，中外医学社，東京，p.109, 1998
5) 久保木 淳：外用副腎皮質ホルモン剤と皮膚：日本皮膚科学会研修委員会刊：p.6, 1999

（宮本乃ぞみ，江藤隆史）

▶3章◀ これぞプロ！の使いこなし術
④剤型選びの工夫とコツ

4 口腔粘膜病変には軟膏？ 貼付剤？ その他には？

はじめに

　口腔内粘膜用に一般的に処方される口腔内用外用薬を塗ってみたことがある皮膚科医は，自分に慢性再発性アフタが頻発するならともかく，どのくらいいるだろうか？

　患者に「ハイ，これを塗って」と，処方はしても，塗り方（使い方）まで教えているだろうか．製薬会社のMRもその指導をするようにと，実際の使い方まで宣伝しているだろうか？

　口腔内の病変は，病型としては通常アフタすなわち潰瘍，びらん，さらには病変の局面がある．原因としてはヘルペスウイルス（HSV）やカンジダなどの感染症，扁平苔癬や慢性再発性アフタのような原因不明のものなどがある．どのように外用薬を使うか？

1. 剤型の種類

① 軟膏

　口腔内用の軟膏基剤は通常の軟膏基剤とは少し異なっている．もちろん口内に入れるものである点に留意していることは当然である．例えばケナログ®口腔用軟膏はゼラチン，ペクチン，カルボキシメチルセルロースナトリウム，プラスチベースの混合によるオラベース（orabase）にトリアムシノロンアセトニドを主剤としたもので，湿潤・粘滑な粘膜にも付着しやすい．また，デキサルチン®軟膏（口腔用）はデキサメタゾンを流動パラフィン，ポリアクリル酸ナトリウム，プラスチベースに混じている．他の薬剤も同様に粘膜面に固着しやすいようにつくられてはいるが，実際に外用するように言うと，患者は通常の外用薬と同様塗り延ばそうとする．そこで，「これは塗るのではなく，むしろ置くようにくっつけること」と説明する必要がある．歯科・口腔外科では抗生物質（テトラサイクリン），ヒノキチオール，アミノ安息香酸エチルなどを配合した歯科用軟膏も用いられる．

② ゲル

　口腔カンジダ症治療のミコナゾールはゲル基剤がある．

③ 貼付剤

　この種類，例えばアフタッチ®はステロイドの付着型アフタ性口内炎治療薬が知られている．ヒドロキシセルロースによって粘膜に付着し，主剤のトリアムシノロンアセトニドを局所浸透させる．裏表を間違えないようにする必要がある．

④ 口中剤（トローチ）

　多くは抗生物質含有で抜歯創・口内手術後の二次感染やその予防に使われる．殺菌・消毒薬含有トローチ，口腔カンジダ症治療の抗真菌薬含有トローチもある．

⑤ 含嗽剤

　アズレン，アズレン・重炭酸ナトリウムなどの抗炎症作用をもつとされるもの，ポビドンヨード，ベンゼトニウム塩化物など消毒・抗菌作用があるとされるものが使われている．中にはフラジオマイシン硫酸塩配合のものがあり，アミノグリコシド系抗生物質に感

④剤型選びの工夫とコツ
④ 口腔粘膜病変には軟膏？ 貼付剤？ その他には？

作している場合は注意が必要である．天疱瘡や口腔内扁平苔癬にシクロスポリン内用液による含嗽が有効との報告もある．ただし保険適応ではない．

⑥ 噴霧
専用の噴霧用器を用いて，局所に噴霧する．

⑦ 人工唾液
塩化ナトリウム，塩化カリウム，塩化カルシウムなど配合の人工唾液はエアゾル型で，Sjögren症候群や放射線治療による口腔内乾燥予防に用いられる．ピロカルピン塩酸塩の内服薬もあるが，アセチルコリン作動によるさまざまな症状が付随することがある．

2. おもな疾患と治療法

① アフタ
(1) 慢性再発性アフタ
　ステロイド含有オラベースや，口腔粘膜用貼付剤を用いる．使用方法を十分に指導する．含嗽薬の併用もよい．
(2) Behçet病
　他の症状ももちろん治療する必要があるが，口腔内病変は難治な場合があり，前述の慢性再発性アフタに準ずる．

② 自己免疫疾患
(1) 天疱瘡・類天疱瘡
　口腔粘膜病変を合併している天疱瘡・類天疱瘡ではステロイドなど全身的投与によって通常は軽快するが，ときに口腔粘膜病変が難治の場合がある．ステロイドの口腔粘膜用剤を用いるが，噴霧剤型が広範囲病変に便利である．
(2) 膠原病
　エリテマトーデスの口腔内病変に，全身的治療に加え，ステロイドを局所的に用いる．

カンジダの合併に注意が必要である．

③ 口腔内粘膜扁平苔癬
　口腔内扁平苔癬は治療に抵抗する例が多い．金属アレルギーの検査，歯科の治療などをやってみても難治である．ステロイドのオラベース，粘膜用貼付剤などを用いる．タクロリムス軟膏の併用，グリセオフルビン内服などの有用性も言われているが，びらん・潰瘍合併，広範囲の例では短期・少量のステロイドの内服もやむをえない場合がある．

④ 感染症
(1) カンジダ
　全身衰弱，免疫能低下，口腔内ケア不足，ステロイドの全身または口腔内局所の使用などによってカンジダ感染をひきおこしやすい．抗真菌薬のゲルを口腔内に含ませたり，アンフォテリシンBシロップをできるだけ飲み込まずに口腔内に置いてから嚥下させる．予防にはマウスケアが必要である．
(2) ヘルペス
　単純ヘルペスウイルスの初感染では口腔内にびらん・潰瘍を形成することがある．全身的に抗ウイルス薬を用いれば治療が可能であるが，腎機能悪化など種々の条件で全身的使用ができない場合は，抗ウイルス薬外用薬を1日数回粘膜に塗布させることもやむを得ない．

おわりに

　口腔粘膜用外用薬は種類が多くない．入手可能な薬剤でまかなわなければならないが，現在ある薬剤およびその型を知っていると便利である．

（日野治子）

▶3章◀ これぞプロ！の使いこなし術

④剤型選びの工夫とコツ

5 Stevens-Johnson 症候群の眼症状には点眼液？眼軟膏？

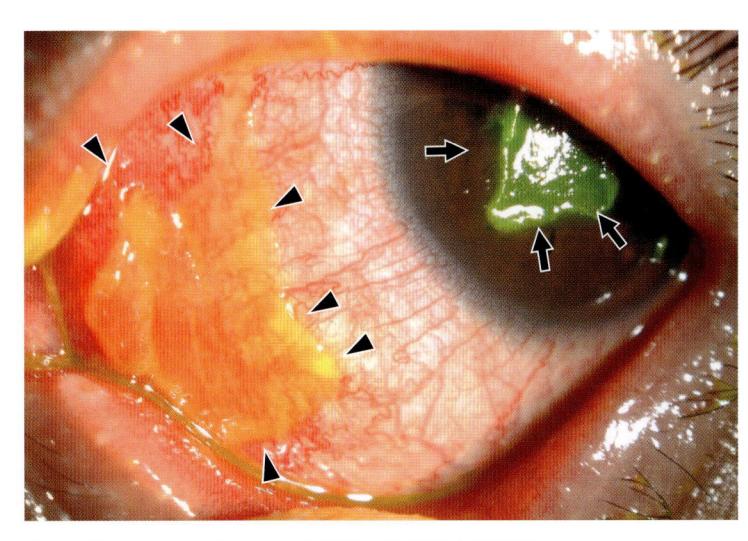

図1 Stevens-Johnson症候群の急性期の眼所見
著明な充血と，角膜上皮欠損（➡）ならびに結膜上皮欠損（▶）を認める．

◤ Stevens-Johnson 症候群とは

　Stevens-Johnson症候群（SJS）と中毒性表皮壊死症（TEN：Toxic Epidermal Necrolysis）は同一スペクトラムに属する皮膚粘膜疾患であり，重症薬疹に分類される疾患である．症状としては突然の高熱，咽頭痛，結膜炎につづいて，全身の皮膚・粘膜にびらんと水疱を生じる．
　眼科的に両疾患は同じ眼所見を呈し，いずれも著しい視力障害が後遺症となりうる．急性期の全身状態が重篤であるほど眼には関心がいきにくいが，発症時から眼科的治療を行うことがたいへん重要であり，初期の全身および眼局所治療が視力予後を決定する[1,2]．

◤ SJS/TEN の眼症状とその治療

　発症時，皮疹・粘膜疹とほぼ同時または先行して，両眼性に急性結膜炎を生じる．結膜全体に及ぶ高度な充血，眼瞼の発赤腫脹，眼脂がみられる．皮疹がでる前に眼科を受診して，ウイルス性結膜炎と診断される患者も多い[3]．
　眼表面炎症が高度であることを示す非特異的所見として偽膜形成（膜様分泌物）がみら

153

④剤型選びの工夫とコツ
⑤Stevens-Johnson症候群の眼症状には点眼液？ 眼軟膏？

表 点眼液ならびに眼軟膏の使用方法

点眼液	① 手を石鹸で洗う
	② 下まぶたを軽く引っ張り容器を眼の真上に持ってきて，1滴点眼する（容器の先がまぶたの縁やまつげに触れないように注意）
	③ 点眼後は眼を静かに閉じ，目頭を軽くおさえる
	④ 目の外にあふれた点眼液は清潔なガーゼやティッシュで拭き取る
眼軟膏	① 手を石鹸で洗う
	② 下まぶたを軽く引っ張り，チューブを少し押して下まぶたの内側に薬を0.5～1cmつける（チューブの先がまぶたやまつげ，眼球に触れないように注意）
	③ 目を閉じ，軟膏が溶けて全体に拡がるまで少し時間をおく
	④ 目の外にあふれた眼軟膏は清潔なガーゼやティッシュで拭き取る

眼軟膏を塗った後に液体の点眼薬をさすと，点眼薬がはじかれて吸収されにくくなるため，眼軟膏と点眼薬を同時に使用するときは，点眼薬を先にさしてから眼軟膏を入れる．

れ，さらにSJS/TENの特徴的所見として角結膜上皮欠損（図1），睫毛の脱落が認められる．

急性期の治療は，皮膚科でステロイドの大量全身投与や血漿交換が行われるが，ステロイドパルスは眼表面の消炎に大変効果的である．著者の施設において発症後4日以内にステロイドパルスを施行できた5症例は，全例で良好な視力予後を得た[4]．

皮疹が順調に軽快しても眼表面炎症が遷延することが多いため，ステロイドの減量は皮膚所見だけではなく眼所見も考慮して行う．

具体的には，角結膜上皮欠損の改善を得ることができてから，ゆっくりと全身と局所のステロイド量を減量していく．

▶ **SJS/TENの眼症状には点眼？ 眼軟膏？**

眼障害を伴うSJS/TENでは眼局所のステロイド投与が必須であり，ベタメタゾンの点眼ならびに眼軟膏を1日各4回程度で投与する．

手技的には点眼のほうが簡単であるが，眼軟膏は点眼液と比較して眼表面での滞留時間が長く，少ない回数で高い効果を期待できる．ただし眼軟膏は，点入後しばらく見えにくくなるという欠点がある．

SJS/TEN急性期には眼瞼腫脹やNikolsky現象のために点眼あるいは眼軟膏の点入が困難なことが多いが，できるだけ眼表面全体に作用するように，仰臥位にて下まぶた（もしくは上まぶた）を引っ張り，点眼なら1，2滴，眼軟膏は0.5cm程度を点入する（**表**）．

点眼か眼軟膏かまたは併用かは，眼瞼皮膚の状態（腫脹やNikolsky現象の程度），瞬目するかどうかなど患者の状態を考慮し，効果のあらわれ方をみながら眼科医が判断し

図2　急性期の角結膜上皮欠損と視力予後（文献5より転載）
(a) 十分に眼表面の消炎がされないと急性期に角膜上皮幹細胞（輪部上皮の基底部に存在）が消失し，慢性期に角膜は結膜組織で被覆され混濁する．
(b) 十分に消炎ができて角膜上皮幹細胞が残存した場合には，角膜ほぼ透明化する．

(a) 眼表面に広範囲の上皮欠損が生じ角膜上皮細胞が消失した場合

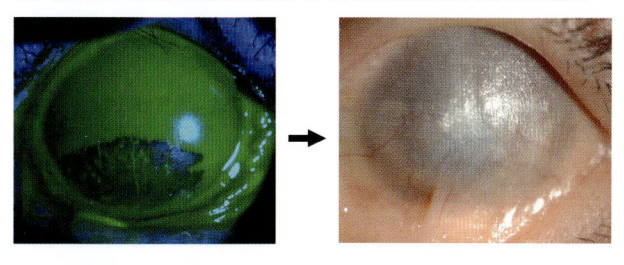

(b) 眼表面の上皮欠損が少なく角膜上皮細胞が残存した場合

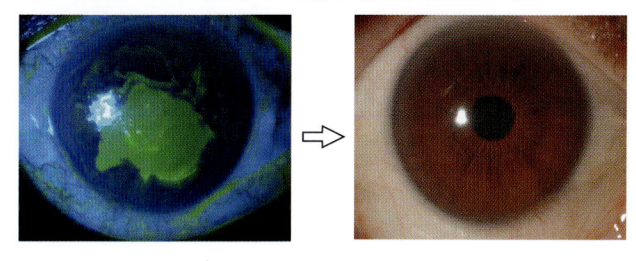

て，決定する．筆者らは，眼瞼腫脹が強く，眼局所の投薬回数を少なくしたい場合には眼軟膏を主体とし（例：ベタメタゾン点眼2回／日，ベタメタゾン眼軟膏6回／日），瞬目が十分できて全身状態が比較的良好な場合には点眼を主体としている（例：ベタメタゾン点眼8回／日，ベタメタゾン眼軟膏2回／日）．亜急性期に入って皮膚病変が軽快し，かつ角結膜上皮欠損が消失すれば，ベタメタゾン点眼4回／日に減らしていく．

治療時の注意点

ステロイド投与中は感染症に十分注意せねばならない．ベタメタゾン局所投与に加えて，広域スペクトルを有するキノロン系抗菌点眼薬を併用する．

抗菌点眼薬の使用にもかかわらず，MRSAもしくはMRSE眼感染症を生じることがあるため，定期的に結膜嚢培養を行い，眼表面常在細菌の有無や種類を把握しておく．

また，長期のベタメタゾン点眼・眼軟膏の継続は，ステロイド緑内障を誘発しやすいので，眼圧チェックはこまめに行う．慢性期にはベタメタゾン点眼からフルオロメトロン点眼に移行していくことが望ましい．

おわりに――失明を防ぐために

急性期に消炎が十分に行われず角膜上皮幹細胞が消失すると，角膜は厚い不透明組織で覆われて著しい視力障害を生じる（**図2a**）[5]．

一方，角膜上皮欠損を生じても十分に消炎でき，角膜上皮幹細胞が残存した場合には，上皮欠損は角膜上皮により修復され良好な視力を維持すること可能となる（**図2b**）[5]．

このように急性期の十分な消炎は，角膜上皮幹細胞の残存を可能にし，視力予後を良好にする[1,2]．

■文献
1) 外園千恵：最新皮膚科学大系 2008-2009，中山書店，東京，p.182, 2008
2) 外園千恵：J Visual Dermatol 7: 738, 2008
3) Sotozono et al: Ophthalmology, in press
4) Araki Y et al: Am J Ophthalmol 147: 1004, 2009
5) 上田真由美：あたらしい眼科 32: 59, 2015

（上田真由美，外園千恵）

おわりに

　近年，大学で研修する若手の先生は，strongest のステロイド外用薬を積極的に使わなくなった，と言われて久しい．「そんな強いものを使う必要があるのですか」と切り返される．患者さんが院外の薬局にいくと，「それは怖い薬ですよ」などと陰で言われたりもする時代．

　私が研修を始めた頃，乾癬外来の 1 回処方量：デルモベート軟膏 2kg（!!）がまかり通っていた当時が，感慨深く思い出される．一方で，基幹病院に紹介される前治療としては，外用薬はデルモベート，内服はセレスタミンといったお決まりのパターンは依然"健在"で，そこに大きなアンバランスが存在する．

　これでいいのだろうか，と思う．

　ステロイド薬は誰しも認める諸刃の剣──── 皮膚科ではとくに，外来診療におけるステロイド外用薬の処方頻度が高いことから，功罪がもっとも浮き彫りになりやすい"諸刃の剣"といえよう．

　ステロイドの内服では，疾患や重症度から判断して，初期投与量をきちんと設定できるかどうか，そして上手に漸減していけるかどうか，これらが上級医のスキルとして重要である．外用もまさに同じ．日本皮膚科学会のアトピー性皮膚炎診療ガイドラインでは，個々の皮疹の重症度によってランクを決めることの重要性が初版から説かれているし，アトピー性皮膚炎以外でも，最初からガツンと strongest クラスで叩くべきカテゴリーの疾患が存在する．弱いもので始めてみたが，効果が乏しいので恐る恐るランクアップしていくようでは，皮膚科医たる所以がぐらついてしまう．

　ステロイド外用薬を恐れるあまり，その補完を他に求める向きも少なくない．たとえばタクロリムス軟膏には，皮膚萎縮や毛細血管拡張を来さないという，ステロイド外用薬に優る利点がある．しかし，それを強調しすぎるとステロイドの方が沈んでしまう．両者は，アトピー性皮膚炎の薬物療法の二本柱であり，どちらが欠けても不十分なのだ．ランクが 5 種類あり，剤型のラインナップも豊富なステロイド外用薬の利点も活かさない手はない．

　私は，使える選択肢はすべて上手に使い分け，使いこなすべきだと思う．それは，何よりも患者さんのためである．かねてから思っていることだが，strongest クラスとかタクロリムス軟膏とか，また話は違うが，亜鉛華軟膏とかを上手に使えるかどうか，それが皮膚科専門医の診療スキルを反映するポイントといえるのではないか．

　もちろん，使いこなすためには "dark side" も熟知していなければならない．初期治療にステロイド外用薬処方をパターン化させていると，期待した効果が得られなかった

場合,「何か,おかしいぞ！？」の判断から正しい診断に至るケースもあろうが（診断的"逆"治療というべきか）,病変が修飾されることで確定診断が遠のいていってしまうことだってあるに違いない．慢性病変の場合は,「ルーチンに処方しないセッティング」も存在して然るべき ─── 例えば私の場合,頭皮の慢性病変にはstrongestクラスのローション製剤を処方しない,と決めている．本文中にも書いたが,頭皮の酒皶様皮膚炎は,実は顔面と並んで大きなピットフォールといえるからである．要は,dark side を熟知したうえでの「使う勇気」,またある時は「使わない勇気」が,臨床現場では求められるのだ．

　本書で私が担当した後半,「これぞプロ！の使いこなし術」では,「strongestクラスを使いこなすにはどうしたらよいか」に重点を置き,また「軟膏以外の剤型の持ち味を最大限に引き出すにはどうしたらよいか」という点にも焦点をあてて解説した．皮膚科診療の最大の武器を,勇気をもって,かつ細心の注意を払いつつ,適正に用いることのできるチャレンジャーこそ,"strongestな皮膚科医"であると思う．

　読者の皆様が,"strongestな皮膚科医"を目指していただくことを願ってやまない．

平成二十七年五月
大槻 マミ太郎

INDEX

英数字

DDS	105
dirty neck	62
DOODT	132
Köbner 現象	114
MRSA	125, 155
MRSE 眼感染症	155
Nikolsky 現象	154
ODT	14, 94
Sjögren 症候群	152
Stevens-Johnson 症候群	153
tachyphylaxis	30
Tzanck 試験	71
Vidal 苔癬	90, 102
wait and see	75

あ行～わ行

アクリル人工爪	138
アトピー性皮膚炎	30, 61, 68, 70, 72
アトピー性皮膚炎（小児）	99
アフタ	152
アンテドラッグ	10
異型白癬	76
易出血性	135
イソジンによる接触皮膚炎	69
インフリキシマブ	129
液体窒素	140
壊疽性膿皮症	94, 124, 127
エトレチナート	108
エルロチニブ	121
円板状エリテマトーデス（DLE）	90, 104
疥癬	82, 84
疥癬トンネル	85
潰瘍	141
外用剤の混合	14
潰瘍性大腸炎	127
角膜上皮幹細胞	155
過剰肉芽	93, 141
貨幣状湿疹	95
カポジ水痘様発疹症	70
眼圧上昇	49, 63
間擦部	28
カンジダ	145, 152
癌前駆病変	74
含嗽剤	151
乾燥肌	122
陥入爪	138
眼部への執拗な擦過や叩打	59, 65
顔面・頸部への対応	72
吉草酸酢酸プレドニゾロン	51
偽膜形成	153
吸水能	142
鏡検	43
グリセオフルビン	109
血管拡張性肉芽腫	135
血管収縮作用	137
ケルスス禿瘡	77
ケロイド	38
原因不明の扁平苔癬	115
原発開放隅角緑内障	49
口囲皮膚炎	45
硬化性萎縮性苔癬	116
口腔粘膜病変	151
抗血小板薬内服	138
交叉反応	53
骨粗鬆症	67
コニキビダニ	42
コンプライアンス	24
剤型	88
細胞増殖抑制作用	93
さざ波状色素沈着	62
痤瘡様皮疹	121
ジェネリック医薬品	17
歯科金属	114
歯科用軟膏	151
色素沈着	61
脂肪萎縮症	36
シャンプー	52
重層療法	14
酒皶素因	40
酒皶様皮膚炎	39, 47

索 引

授乳	96
掌蹠膿疱症	75, 91, 118
小児の顔面	92
睫毛の脱落	154
人工唾液	152
尋常性乾癬	66
診断的治療	75
水疱	147
水疱性類天疱瘡	94, 130
ステロイド局注	36
ステロイド痤瘡	57
ステロイド紫斑	24, 57
ステロイド緑内障	48, 155
ストーマ周囲	148
スプレー	146
スポロトリコーシス	79
癬	58, 125
接触皮膚炎	51, 54, 75, 96, 145, 149
セレスタミン	67, 98
爪甲剥離	143
爪周囲炎	122
創傷被覆材	141
苔癬型薬疹	110
体部白癬	58, 69, 131
タクロリムス軟膏	43, 62, 73
多型滲出性紅斑	94
多毛	33
中毒性表皮壊死症	153
潮紅	29
月総量	32
爪乾癬	143
爪病変	143
爪扁平苔癬	107
"手湿疹"	95
添加物	18
伝染性膿痂疹	54, 69
糖尿病	130, 138
頭部の長期使用	92
トローチ	151

ニキビダニ	41
肉芽	138, 148
日光皮膚炎	146
膿痂疹	68
膿疱性乾癬	66
白内障	58, 63
白斑	132
パッチテスト	51, 55
反跳現象	47
汎発性円形脱毛症	94, 132
肥厚性瘢痕	36
非ステロイド系外用薬	97
ピットフォール	74
皮膚萎縮	24
皮膚エコー	26
皮膚線条	27
部位別経皮吸収量	72
不可逆性（的）変化	28, 30
ぶどう膜炎	63
分子標的薬	94, 121
扁平苔癬	90, 113
蜂窩織炎	119
マラセチア毛包炎	57
満月様顔貌	66
慢性痒疹	75
ミノサイクリン	40, 122
メシル酸イマチニブ	110
毛細血管拡張	31
毛嚢炎	134
毛包虫症	40, 41
網膜剥離	65
有棘細胞癌	90, 117
幼小児	35
硫酸フラジオマイシン	55
緑色爪	145
ランク	88
老人性紫斑	57
ローション	146, 148

ヴィジュアルでみるステロイド外用薬の使い方ガイド
―副作用の正確な知識から役に立つ裏ワザまで―

2015年6月5日 第1版第1刷発行

著	江藤隆史, 大槻マミ太郎
発行人	影山博之
編集人	中村友子
(企画編集)	宇喜多具家
発行所	株式会社 学研メディカル秀潤社 〒141-8414 東京都品川区西五反田 2-11-8
発売元	株式会社 学研マーケティング 〒141-8415 東京都品川区西五反田 2-11-8
印刷・製本	株式会社 廣済堂

この本に関する各種お問い合わせ
【電話の場合】●編集内容については Tel. 03-6431-1211（編集部）
　　　　　　　●在庫, 不良品（落丁・乱丁）については Tel. 03-6431-1234（営業部）
【文書の場合】〒141-8418　東京都品川区西五反田 2-11-8
　　　　　　　学研お客様センター『ヴィジュアルでみるステロイド外用薬の使い方ガイド』係
【電子メールの場合】info@shujunsha.co.jp
　　　　　　　（件名『ヴィジュアルでみるステロイド外用薬の使い方ガイド』にて送信ください）

©Takafumi Etoh, Mamitaro Ohtsuki 2015 Printed in Japan.
●ショメイ：ヴィジュアルデミルステロイドガイヨウヤクノツカイカタガイド

本書を代行業者等の第三者に依頼してスキャンやデジタル化することは, たとえ個人や家庭内の利用であっても, 著作権法上, 認められておりません.
学研メディカル秀潤社の書籍・雑誌についての新刊情報・詳細情報は, 下記をご覧ください.
　http://gakken-mesh.jp/

JCOPY 〈(社) 出版者著作権管理機構委託出版物〉
本書の無断複写は著作権法上での例外を除き禁じられています. 複写される場合は, そのつど事前に,
(社) 出版者著作権管理機構（電話 03-3513-6969, FAX 03-3513-6979, e-mail: info@jcopy.or.jp）の許諾を得てください.

装幀	柴田真弘（有限会社 アヴァンデザイン研究所）
DTP	柴田真弘（有限会社 アヴァンデザイン研究所）